Krack

Nasale Reflex-Therapie mit ätherischen Ölen

Schriftenreihe ERFAHRUNGSHEILKUNDE

Nasale Reflex-Therapie mit ätherischen Ölen

Von Dr. med. Niels Krack

Mit 6 Abbildungen

2. Auflage

Band 2

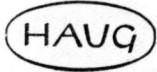

Karl F. Haug Verlag · Heidelberg

© 1975 Karl F. Haug Verlag, Heidelberg

Alle Rechte, einschließlich derjenigen der photomechanischen
Wiedergabe und des auszugsweisen Nachdruckes, vorbehalten.

Verlags-Nr. 7702
ISBN 3-7760-0356-1
2. Auflage 1976

Gesamtherstellung: Pilger-Druckerei GmbH, 672 Speyer a. Rh.

Inhalt

Vorwort

Vorwort zur 2. Auflage

Im Jahre 1961 stellten an einem besonderen Nachmittag während der Tagung für Erfahrungsheilkunde in Ulm 4 Referenten eine nasale Reflex-Therapie mit ätherischen Ölen vor. BAYER, Bregenz, brachte die Praxis, KRACK, Moringen, vermittelte anatomische Kenntnisse, KRACMAR, Wien, berichtete über zu beobachtende bio-elektrische Phänomene und STIEFVATER, Freiburg, resümierte über historische und physiologische Tatsachen. Diese Vortragsreihe war seinerzeit angeregt worden durch den unermüdlichen August GARDE, Tuttlingen/Bremerhaven, den Bewahrer alter volkstümlicher Heilkünste, der auch an seinem Lebensabend den Anstoß zu dieser Arbeit gab.

Hier soll versucht werden, der nasalen Reflex-Therapie mit ätherischen Ölen neue Impulse zu geben und ihr neue Freunde unter allen Ärzten zu gewinnen als einer Ganzheitstherapie, der hier eine neue und wissenschaftlich untermauerte Basis gegeben wird.

Die beigegebenen schematischen Zeichnungen ersetzen das Studium eines guten anatomischen und topographischen Atlas nicht. Die zitierte Literatur stellt nicht die Gesamt-Literatur zum Thema dar, sondern weist nur die von mir benutzten und zumeist zitierten Textstellen nach.

Salus aegroti suprema lex!

3413 Moringen, Pfingsten 1975

Dr. med. Niels KRACK
Arzt für Allgemeinmedizin und
Landarzt in Moringen

Vorwort zur 2. Auflage

Dank der Aufmerksamkeit einiger Leser und aufgrund neuerer Erfahrungen konnten in dieser 2. Auflage einige die Arbeit abrundende und verbessernde Hinweise gegeben werden. — Aus Zuschriften und Telephongesprächen konnte ich erkennen, daß das Buch dieser wertvollen Behandlungsweise zahlreiche neue Freunde gewonnen hat.

3413 Moringen, 21. August 1976

Dr. med. Niels KRACK

Einleitung

Schon Wilhelm BUSCH weist auf die wohltuende Wirkung einer exzessiven Nasen-Entleerung nach entsprechender nasaler Reizung hin: „Ja! Sehr erheitert uns die Prise, vorausgesetzt, daß man auch niese". In diesem bekannten Satz ist eines der Prinzipien der nasalen Reflex-Therapie schon voll und ganz beschlossen: Durch Reizung der Nasen-Schleimhaut einen Nies-Reflex auslösen, der dann in vielfacher Hinsicht eine reinigende und befreiende Wirkung auf den Gesamt-Organismus ausübt.

Die Nase hat von jeher das Interesse der Wissenschaft gefunden, dies schon durch ihre prominente, formgebende Position im Gesichtsschädel. Ja, LAVATER hält die Nase für das „Widerlager" des Gehirns, denn „auf ihr scheine alle Kraft des Stirngewölbes zu ruhen, das sonst in Mund und Wange elend zusammenstürzen würde" (RUNGE). So sind es auch vor allem physiognomische Studien gewesen, zu denen die Nase und ihre verschiedenartigen Ausformungen angeregt haben. Gerne wurden dabei gewisse Nasenformen mit bestimmten Charakterbildungen in Zusammenhang gebracht. So z. B. durch LAVATER und seinen Kreis und auch durch den englischen Maler und Kupferstecher William HOGARTH. In neuerer Zeit auch in der Darstellung von HERLAND. Schon früher hatten ARISTOTELES und seine Schule versucht, Beziehungen zwischen Gesicht und insbesondere der Nasenform und Tierköpfen und Tiercharakteren aufzuweisen.

LAVATER postulierte sehr präzis: „Eine schöne Nase wird nie an einem häßlichen Gesicht sein. Man kann ein häßliches Gesicht haben und zierliche Augen. Aber nicht eine schöne Nase und ein häßli-

9

ches Gesicht. Wo ich eine schöne Nase finde, finde ich immer vortreffliche Charaktere".

Uns sollen hier mehr die Beziehungen zwischen Nase und den Organen des Körpers wie zum Gesamtorganismus interessieren. Schon in der allgemeinen Volksmeinung werden solche Beziehungen behauptet, so vor allem zwischen Nasengröße, Nasenform und Nasenfarbe einerseits und Genitale und sexueller Potenz andererseits. Dabei kann sich letzteres nicht nur auf die sexuelle Potenz als solche, sondern allgemein auf den vitalen Impetus des Betreffenden beziehen. Je größer, je markanter die Nase, um so kräftiger der Impetus, das Verlangen und das Sichdurchsetzen. Eine Himmelfahrtsnase soll auf leichte sinnliche Erregbarkeit hinweisen, eine eingefallene, von Blutgefäßen gezeichnete Nasenspitze bei Frauen wieder soll auf eine Krankheit der Gebärmutter Hinweise geben, usw. Halonierte Augen, Schatten im Bereich des Unterlides der Augen sollen Störungen oder Überforderungen der Ovarien bzw. der Hoden und damit der Lebenskraft anzeigen.

Den mir bekannten ersten wissenschaftlichen Nachweis solcher Beziehungen zwischen Nase und Genitalorganen, wie sie hier interessieren, hat 1884 J. N. MACKENZIE gegeben durch seinen Hinweis, daß die Nasenschleimhaut im ganzen bei der Menstruation kongestioniert ist.

Der Gynäkologe Wilhelm FLIESS wies 1901 und schon früher darauf hin, daß bestimmte Stellen der Nasenschleimhaut bei jeder Menstruation folgende Veränderungen aufweisen: Nämlich sie schwellen an, sie bluten leicht, sie sind auf Sondenberührung schmerzhaft empfindlich und sie sind (nur bei Tageslicht erkennbar) etwas zyanotisch verfärbt. FLIESS nannte diese besonderen Stellen, die er an den

10

unteren Muscheln und an den Tuberculi septi fand, die „Genitalstellen der Nase im engeren Sinne". Die Empfindlichkeit auf Sondenberührung unter der Menstruation bezeichnete er als die am meisten charakteristische menstruelle Veränderung. Doch betonte FLIESS ausdrücklich, „daß keineswegs jede Dysmenorrhoe von der Nase abhängt". Nach seiner Erfahrung kann man die Dysmenorrhöen in 2 große klinische Gruppen einteilen: Solche, bei denen der Schmerz mit dem Erscheinen der menstruellen Blutung aufhört, und solche, bei denen der Schmerz den Eintritt der menstruellen Blutung überdauert. Nur die 2. Gruppe enthält zum ganz überwiegenden Teil die Fälle von nasaler Dysmenorrhoe.

Kokainisiert man die Genitalstellen nur einer Nasenseite, fand FLIESS, so schwindet hauptsächlich der Schmerz der gegenüberliegenden Körperseite, der Schmerz auf derselben Seite wird nur geringfügig geändert. Die Beziehungen zwischen Nasen- und Körperseite wären also wenigstens teilweise gekreuzt.

Nach Kokainisierung kehren die Schmerzen nach einer gewissen Zeit wieder und weitere Behandlungen sind erforderlich. Verätzt man mittels Trichloressigsäure oder noch wirksamer durch bipolare Elektrolyse (nach positivem Ausfall des Kokain-Experimentes) die Genitalstellen der Nase gründlich, so kehren, nach FLIESS und vielfach bestätigt durch seine Nachfolger, bei weiteren Menstruationen die Schmerzen nicht wieder, auch wenn sie jahrelang konstant bestanden haben.

Über die Ursachen der nasalen Dysmenorrhoe macht FLIESS folgende Angaben: „Zweifellos sind die primären Veränderungen an den nasalen Genitalstellen häufig infektiöser Natur. Schon die Infektionskrankheiten des Kindesalters, besonders

Diphtherie und Scharlach, aber auch Masern bringen Hyperplasien der Nasenschleimhaut hervor. Daß sie allein die Fernerscheinungen auslösen können, ist unwahrscheinlich. Sicher aber ebnen sie den Boden für jene neuralgische Veränderung, die später die Mädchen dysmenorrhoisch macht... Aber auch infektiöse Krankheiten späterer Jahre verursachen sie. Ganz speziell soll hier auf die Influenza hingewiesen werden. Sie trifft mit besonderer Häufigkeit die Nase. Unterhalten und verschlimmert werden die nasalen Hyperplasien, wenn gar noch Nebenhöhlen-Eiterungen — ebenfalls als Folgezustände jener Infektionskrankheiten — bestehen. Der durch die Nase abfließende Eiter wirkt als beständiger Reiz".

Da aber die Infektionsätiologie nicht die einzige sein kann, führt FLIESS weitere ätiologische Momente zur Entstehung nasaler Fernleiden an, denn es kommt oft genug vor, daß bei Mädchen Dysmenorrhöen bestehen, ohne daß eine Infektionskrankheit vorlag. So weist er darauf hin, daß sich bei jeder Menstruation reflektorisch an den Genitalstellen der Nasenschleimhaut Kongestionen bilden und daß sich die kongestiven Wirkungen in der Nase summieren und endlich jene Höhe erreichen können, die zur Auslösung der dysmenorrhoischen Schmerzen erforderlich ist.

Schon 1893 hat FLIESS darauf hingewiesen, daß die Onanie, ebenso wie der Coitus interruptus, Veränderungen an den nasalen Genitalstellen hervorruft, die ihrerseits wieder die für die Nase charakteristischen Fernschmerzen erzeugen. Dabei wird außerdem noch das Nervensystem direkt geschädigt. Das hier entstehende Krankheitsbild der Neurasthenie hat nach FREUD seine Ursache in der Onanie. Jede abnorme geschlechtliche Betätigung wirkt sich auf die Nase aus. Beim normalen, zur echten Befriedigung führen-

12

den Koitus eines Onanisten kommt es oft zur Verstopfung der Nase, bei der Onanie sehr häufig zu Nasenbluten. Dies gilt für Männer wie für Frauen. Onanierende Mädchen werden oft dysmenorrhoisch.

Aber auch andere Schmerzen werden durch die Onanie ausgelöst und stehen in Zusammenhang mit der Nase, sind also ebenfalls neurasthenischer Natur. So kennen wir den neurasthenischen Magenschmerz, der bei Mädchen ebenso häufig zu beobachten ist wie die Onanie selbst.

FLIESS und seine Schüler wiesen weiter auf Beziehungen zwischen Nase und Schilddrüse hin, wobei auch die Schilddrüse wieder in Zusammenhang mit der Sexualität steht. Weitere Beziehungen bestehen zu Regelblutungen, zur Polymenorrhoe und zur Amenorrhoe und auch zur Auslösung der Geburt („der Geburtsvorgang ist ein menstrueller Prozeß und der ‚echte Wehenschmerz' ist die zugehörige Dysmenorrhoe)".

Da FLIESS die von ihm entdeckten und beschriebenen Reflexstellen in der Nase durchaus in das segmentäre System nach HEAD eingeordnet sieht, so findet er darin auch die Erklärung für den weiteren Katalog von Symptomen, bei denen er eine nasale Reflex-Therapie für angezeigt fand. So nennt er: den infektiösen Herpes zoster, den Kopfschmerz (wenn er keine andere Pathogenese hat), die Migräne, den nasalen Schwindel („der Kranke hat nicht das Gefühl, daß die Gegenstände alle um ihn kreisen, sondern es ist mehr ein Schwanken wie auf dem Schiff"), die Gedächtnisschwäche (über die fast alle Nasenkranken klagen), Schlafstörungen (vor allem wenn sie mit ängstlichen Träumen belastet sind), schlechte Verträglichkeit von Alkohol und Tabak, Magenbeschwerden, Appetitlosigkeiten unbekannten Ursprungs, Hyperazidität, Herzklopfen, Herzdruck, nervöse Arrhythmie des Herzens, nasal bedingtes Husten und vielleicht auch das Asthma bronchiale (nach VOLTOLINI soll nach Entfernung eines Nasenpolypens das Asthma aufhören, aber dies trifft wohl nicht auf alle Fälle zu!). Weiter gibt FLIESS eine gute Wirkung an bei Frostgefühl mit Gänsehaut, neuralgischen Beschwerden aller Art (vor allem, wenn die Trias besteht: Schmerzen an der Spitze des Brustbeins, an der Spitze des Schulterblatts und in den Nierengegenden), Interkostalschmerzen, Kreuzschmerzen, Schmerz in der Blinddarmgegend (bei der wahren Appendizitis bleibt stets in der Tiefe ein Druckschmerz nach Kokainisierung der entspr. Nasenstelle!). Weiter gibt FLIESS an eine Einwirkung auf die innere Sekretion und ein „viel besseres Allgemeinbefinden", das nach der Nasen-Therapie sich einzustellen pflegt.

Auch schwindet der „vasomotorische Schnupfen mit Niesanfällen" nach der nasalen Reflex-Therapie, die „ewige Disposition zu Erkältungen bleibt aus". Letztere beiden Störungen weichen übrigens auch auf regelmäßige Gaben eines Hypophysen-Vorderlappen-Präparates. Dieser Hinweis von FLIESS erscheint interessant genug, um weiterverfolgt zu werden.

Die Ausführungen FLIESS' sind im einzelnen so interessant, daß sich das Lesen der Originalschriften wohl lohnt. Man hat in der Folge FLIESS oft angegriffen und versucht, seine Erkenntnisse in Frage zu stellen. Auf den Streit zwischen FLIESS und KUTTNER et al. einzugehen, verlohnt aber nicht, ist FLIESS doch schon zu seiner Zeit von vielen autorisierten Ärzten aus der Erfahrung heraus bestätigt worden. Danach schließlich ist die Lehre der nasalen Fernwirkungen von Wilhelm FLIESS nahezu vergessen worden, daran konnte auch der Versuch seines Schülers KOBLANCK, die gefundenen Tatsachen erneut in Buchform vorzustellen, nicht viel ändern. Das Buch von KOBLANCK ist inzwischen vergriffen.

KOBLANCK gibt in seinem Buch weitere mögliche Ursachen der nasalen Reflex-Neurosen in der Vita sexualis und die genauen Lokalisationen der entsprechenden Reflex-Stellen in der Nasenschleimhaut im einzelnen an. Für KOBLANCK ist die Nase das Reflex-Organ für das sympatische Nervensystem. Auch gibt er gute Hinweise zur Technik der nasalen Behandlungen. Der größere Teil seines Buches ist der Kasuistik vieler Krankheiten, die über die Nase therapeutisch zu behandeln sind, gewidmet. Sein Indikationskatalog ist recht eindrucksvoll und umfangreich. Und dies durchaus zu Recht, denn mit FLIESS darf man getrost sagen: „Denn von der Nase gehen zahlreiche Fernwirkungen aus, deren Behandlung dem Kranken gerade da Hilfe bringt, wo die übrigen Mittel versagen".

Bei gesunden Versuchspersonen kann man nach GROSS (zitiert nach KRACMAR) über die Nase reflektorische Veränderungen des Blutdrucks, des Blutzuckers und der Leukozytenzahl auslösen. Änderungen der vegetativen Reaktionslage durch eine Einwirkung von Gerüchen auf die Nasenschleimhaut wurden mittels der sogenannten „vegetativen Reaktometrie" festgestellt und sind von KRACMAR beschrieben worden. Gleiche Untersuchungen wurden auch mit einer Polarisationswiderstands- und Polarisationskapazitätsmessung durchgeführt und ergaben übereinstimmend, daß es bei einer entsprechenden Reizung zu einem initialen Widerstandsabfall und Kapazitätsanstieg kommt, wobei eine anfängliche Parasympatikusdämpfung und eine Sympatikuserregung ausgelöst wird. Bei allen diesen Meßmethoden handelt es sich um den Nachweis reflektorischer

Vorgänge, mit denen u. a. auch die Wirkung der nasalen Reflex-Therapie nachgewiesen werden kann.

Die Behandlung ist es, die uns grundsätzlich von FLIESS und seiner Schule unterscheidet. FLIESS und seine Jünger betäubten, verätzten, kauterisierten und elektrolysierten gezielt ganz bestimmte, vorher festgelegte Reflex-Punkte in der Schleimhaut, die das Naseninnere und seine Organe bekleidet. Dies erfordert einmal ein größeres Können, ein gutes Wissen und ein verantwortungsvolles Tun. Auf der anderen Seite aber sind die Eingriffe ebendort mit Trichloressigsäure oder mit dem elektrischen Strom stets verstümmelnde, endgültige, narbenmachende Eingriffe, die man gerne vermeiden möchte. Ich gebe zu, es gibt Fälle, wo sie notwendig sein können und ausgeführt werden müssen. Aber diese Fälle sind bei weitem nicht so häufig, wie es die FLIESSsche Schule wissen will.

Eine reine Massagebehandlung der Nase wurde übrigens schon früher empfohlen. BRAUN und nach ihm LAKER haben Vibrationsmassagen der Nasenschleimhaut durchgeführt, WÜRTHLE nahm für solche Massagen gewöhnliche Vaseline zur Hilfe. Im historischen Rückblick soll hierüber ausführlich berichtet werden.

Papua-Männer in Neu-Guinea wenden übrigens eine sehr robuste Form der endonasalen Massage zur Anregung und Stärkung ihrer sexuellen Potenz vor den großen Begattungsfeiern ihres Stammes an. Dazu verwenden sie längliche Büschel von Gras, die wiederum mit Gras umwickelt sind. Mit je 2 solcher Grasbüschel werden zugleich beide Nasenhöhlen durch Hin- und Herbewegen grobmassierend bearbeitet, bis es zu einem kräftigen Nasenbluten kommt. Es handelt sich dabei um eine Selbstbehandlung, bei der sich meist mehrere Männer abseits vom

Festplatz gleichzeitig so bearbeiten, bis sie dann, derart angeregt, sich den Frauen und Mädchen ihres Stammes widmen (nach einem Expeditionsfilm über das Leben der Papua).

Durch eine zarte Massage der Nasen-Schleimhaut (in noch genau aufzuzeigender Manier) mit bestimmten ätherischen Ölen oder besser mit ätherischen Öl-mischungen werden nach unserer Methode Reizungen verschiedener Art dort gesetzt, die dann Fern-wirkungen mannigfaltiger Art in dem von FLIESS beschriebenen System auslösen. Zum anderen aber haben diese ätherischen Ölmischungen und die sich daraus lösenden Dämpfe eine lösende, desinfizie-rende und reinigende lokale Wirkung, vor allem auch auf oft fokal wirkende inkrustierte Sekrete nach alten Infekten in den Nebenhöhlen der Nase, bei denen sonst oft und zumeist alle von der Klinik her bekannten Mittel und Methoden versagen. Zum dritten wird durch das Öl ein wohltuender heilsamer Niesreiz ausgelöst, der oft schon unter der Behand-lung, manchmal, bei älteren Leiden, auch erst später im Anschluß an eine Behandlung spontan auftritt und den Heilprozeß auslöst: „Ja! Sehr erheiternd ist die Prise, vorausgesetzt, daß man auch niese!"

Zur Anatomie der Nase

Eingehende anatomische und topographische Kenntnisse von der Nase sind erforderlich. Einmal, um die für die Behandlung selbst erforderlichen räumlichen Anschauungen zu gewinnen. Zum anderen aber auch, um nosologische Zusammenhänge zu verstehen.

Morphologisch bildet die Nase zwar einen dazu noch prominenten Bestandteil des Gesichtsschädels, doch erscheint es uns, als wenn sich dies „Widerlager des Gehirns" (LAVATER) wie ein Keil zwischen Hirnschädel und übrigen Gesichtsschädel hineinzwängt, beide Teile zugleich trennend und verbindend. Dabei reichen Hirnteile, nämlich die Filiae olfactoriae, in den oberen Teil der Nase hinein, die wiederum nach unten und nach unten-hinten mit dem Zahnhalteapparat des Oberkiefers und mit den digestiven und respiratorischen Eingeweiden kommuniziert.

Durch den Gaumen ist die Nase von der Mundhöhle getrennt. Anders wie dieser einheitliche Raum ist die Nase durch eine Scheidewand in zwei annähernd symmetrische Nasenräume gegliedert. Beide Nasenräume sind nach vorne hin zur Außenwelt und nach hinten zum Körperinneren hin geöffnet. Sie stehen überdies in Verbindung zu den Hohlräumen des Gesichts- und des Hirnschädels (Kieferhöhle, Stirnhöhlen, Keilbeinhöhlen, Siebbeinzellen). Dabei bestehen interessante Nachbarschaften zu bestimmten Hirnteilen, wie z. B. über die Keilbeinhöhle (Sinus sphenoidales) zu der im Türkensattel des Keilbeines ruhenden und in vieler Hinsicht interessanten Hypophyse.

Somit ist die Nase bereits durch ihre Lage, durch die weite Verzweigung der zu ihr gehörenden Hohlräume und durch ihre mehrfach interessante Nachbarschaft von besonderem Interesse in anatomischer, nosologischer und auch natürlich in therapeutischer Hinsicht.

Die äußere Nase wird gebildet aus einem teils knöchernen, teils knorpeligen Gerüst, sowie aus Bindegewebe, Epidermis, Schleimhäuten und nur wenig Muskulatur. Mit diesen Bestandteilen bildet sie in der Antlitzfläche des Kopfes einen individuell sehr verschieden geformten Vorbau.

Die Nase wurzelt mit ihren beiden seitlichen Flächen und mit der Basis nasi im Antlitz. Die beiden seitlichen Flächen konvergieren nach vorne-oben zu und vereinigen sich in der mehr oder weniger abgerundeten Kante des Nasenrückens (dorsum nasi), dessen oberes Ende die Verbindung mit der Stirn herstellt und Nasenwurzel (radix nasi) genannt wird. Das untere, oft etwas breitere Ende des Nasenrückens und die nahezu wie ein gleichschenkliges Dreieck geformte Basisfläche der Nase vereinigen sich wiederum in der Nasenspitze (apex nasi). Die Basisfläche selbst ist von 2 großen Öffnungen durchbohrt, den beiden Nasenlöchern (aperturae s. nares nasi), die die Zugänge zum Naseninnern, zu den beiden Nasenräumen oder Nasenhöhlen, darstellen. Die seitlichen Begrenzungen dieser Nasenlöcher sind zugleich auch die seitlichen Begrenzungen der Nasenbasis und entsprechen den beiden gleichen Schenkeln des entsprechenden Dreiecks. Man nennt sie die Nasenflügel (alae nasi). Nach unten zu grenzt die Nasenbasis an die Oberlippe. Hier ist die Nase am breitesten. Der vordere freie und bewegliche Teil der Nase heißt Margo nasi. Er ist durch eine mehr oder minder flache Furche, den Sulcus alaris, an beiden Seiten von den übrigen und unbeweglichen Seitenflächen der Nase getrennt. Die beiden Nasen-

20

löcher werden durch den unteren-vorderen und beweglichen Teil der hier knorpeligen Nasenscheidewand (Septum mobile nasi) voneinander getrennt. Dieser Teil imponiert in der Ansicht als ein Steg zwischen beiden Nasenlöchern. Auffallend sind starke borstige Schutzhaare an den Nasenlöchern innen, die sogenannten Vibrissae.

Die Nasenscheidewand (Septum nasi) gehört zum Gerüst der Nase (Abb. 1). Dieses Gerüst besteht aus einem knöchernen und einem knorpeligen Teil, die beide wieder, von Haut und Schleimhaut und einigen wenigen Muskeln umgeben, die Wände der Nasenräume oder Nasenhöhlen bilden. Jede Nasenhöhle wird von 5 Wänden umgeben: oben, unten, seitlich, medial und hinten. Des weiteren weist jede Nasenhöhle 2 große und einige kleinere Öffnungen auf. Von den beiden großen Öffnungen nennt man die hintere, den Eingeweiden des Körpers zugekehrte Öffnung die Choane und die vordere das schon erwähnte Nasenloch. Die verschiedenen kleineren Öffnungen führen zu den von Schleimhaut ausgekleideten lufterfüllten Kiefer-, Stirnbein- und Siebbeinhöhlen, zur Keilbeinhöhle und zur Tuba eustachii. Sie werden noch später eingehend zu besprechen sein.

Die untere Wand bildet den Boden der Nasenhöhle. Sie wird gebildet vom Gaumen, und zwar vom Gaumenfortsatz (Proc. palatinus) des Oberkieferbeines (Os maxillare) und hinten von der Pars horizontalis des Gaumenbeines (Os palatinum durum). Alle Knochen sind paarig angelegt. Die Partes horizontalis ossae palatinae bilden in der Medianlinie die Spina nasalis posterior. Das Gaumenbein geht nach hinten-unten über in den weichen Gaumen (Palatum molle), der wieder in das zipfelförmige weiche Zäpfchen (Uvula) ausläuft.

21

Das Palatum durum ist vorne, hinter der Zahnleiste des Oberkiefers, durchbohrt von dem schräg verlaufenden Canalis incisivus, der das JACOBSONSche Organ beherbergt.

Die mediale Wand der Nasenhöhle ist die Nasenscheidewand (Septum nasi). Sie besteht aus dem knöchernen und dem knorpeligen Septum. Das knorpelige Septum (Cartilago septi) liegt in dem Winkel, den die Lamina perpendicularis des Siebbeins und der Vomer bilden. Der hintere obere Rand des Knorpels legt sich an die Lamina perpendicularis, der hintere untere Rand aber in die Rinne am vorderen Rand des Vomer und der Crista nasalis maxilare. Der obere vordere Rand wird anfangs von der Naht der Nasalia gedeckt und zieht daraufhin frei vorwärts und abwärts zu den beiden Flügelknorpeln. Der vordere untere Rand grenzt an das Septum mobile und kann leicht ertastet werden. Von dem hinteren, sehr spitzen Winkel erstreckt sich meist ein länglicher Fortsatz nach hinten-oben, der bis zum Keilbein reichen kann und der dem unteren Rand der Lamina perpendicularis folgt und auf der gegenüberliegenden Seite vom Vomer aufgenommen wird. Diesen länglich-spitzen Fortsatz nennt man den Proc. sphenoidalis septi cartilaginei. An der Bildung des knöchernen Septums beteiligen sich das Siebbein mit seiner Pars perpendicularis und das Pflugscharbein (Vomer).

Im Verlaufe chronischer oder gehäufter Infektionen bilden sich an der Nasenscheidewand reflektorisch mehr oder minder große knöcherne Auswüchse in Form von Knötchen, Protuberanzen oder Cristen. Nach deren operativer Abtragung schwinden oft die aus den ursprünglichen Infekten durch Vikariation entstandenen Spät- und Fernleiden auf Dauer.

Die obere Wand oder das Dach der Nasenhöhle wird gebildet vom Nasenbein (Os nasalis), der Siebbeinfläche (Lamina cribrosa ossis ethomoidalis) und dem Keilbein (Corpus ossis sphenoidalis). An der Bildung des Nasendaches beteiligen sich vom Nasenbein (Os nasale) zur Nasenspitze hin zunächst beiderseits die Seitenwandknorpel (Cartilagines nasi laterales), dann die beiden großen Flügelknorpel (Cartilagines alares majores). Letzterer Knorpel teilt sich beiderseits an der Nasenspitze in je eine Crus laterale und eine Crus mediale. Zur Oberlippe hin finden sich noch kleine Basisknorpel (Cartilagines basalis), und das Gerüst der Nasenflügel zur Wange hin bilden die kleinen Flügelknorpel (Cartilagines alares minores). Alle diese Knorpel stellen das Gerüst des beweglichen Teils der Nasenspitze dar.

2 Teile des knöchernen Nasendaches sind von besonderem Interesse und bedürfen einer eingehenden Besprechung: Es sind dies die Siebbeinplatte und der Keilbeinkörper. Die Siebbeinplatte ist eine relativ dünne spongiöse Knochenplatte, die die Nasenhöhle von der Gehirn-Höhle des Hirnschädels trennt. Sie ist ein Teil des von zahlreichen Hohlräumen durchsetzten Siebbeins (Os ethmoidale), das die Nasenhöhlen oben seitlich begrenzt. Die Siebbeinplatte grenzt nach vorne an das Stirnbein (Os frontalis) mit seiner für unsere weiteren Betrachtungen wichtigen Stirnhöhle (Sinus frontalis) und nach hinten an den Keilbeinkörper mit seinen ebenso bedeutsamen Höhlungen (Sinus sphenoidalis). Die Siebbeinplatte ist von zahlreichen kleinen Kanälen durchbohrt, wie ein Sieb, wovon sie ja auch ihren Namen hat. Auf der Siebbeinplatte ruhen die Riechkolben = Ausformungen des Riechnerven (Nervi olfactoriae). Diese Riechkolben senden nun wiederum nervale Ausläufer (Nervi s. filiae olfactoriae) durch diese

kleinen Kanäle in die Schleimhaut der Nase hinein. Hier also kommuniziert die Außenwelt über die Nasenhöhlen direkt mit echten Hirnteilen! Ein Ähnliches finden wir im Auge, wo mit den Endigungen des Sehnerven in der Netzhaut die Außenwelt über die optischen Einrichtungen des Auges direkt mit echten Hirnteilen kommuniziert. Ein Analogikum findet sich dann nicht mehr wieder im ganzen menschlichen Organismus. Nur Sehnerv und Riechnerv sind echte Hirnteile im äußeren Nervensystem, und sie treten direkt mit der Außenwelt in Kontakt. Alle anderen Nerven sind ja nur über nervliche Schaltstellen mit dem Gehirn verbunden. Und alle anderen sogenannten „Hirnnerven" sind als segmentär angeordnete chordale Nerven der zu Schädel- und Gesichts- und Kehlkopfknochen (bzw. Knorpel) umgeformten ehemaligen Kopf-Wirbelsäule zu betrachten. Noch vorhandene Reste dieser ehemals größeren Kopf-Wirbelsäule sind die 3 oberen Halswirbel. Die eigentliche Hals-Wirbelsäule umfaßt dagegen nur die 4 unteren Halswirbel. Dies macht sich auch deutlich in nervalen Abhängigkeiten und in den so häufigen Störungen zwischen 3. und 4. Halswirbel mit allen möglichen nosologischen Auswirkungen bemerkbar. Über die Endigungen des Riechnerven in der Nase vermag man also durch die Siebbeinplatte hindurch in geeigneter Weise direkt auf das Gehirn und seine Umhüllungen Einfluß zu nehmen. Dies wird für die in dieser Arbeit zu beschreibende Therapie von großer Bedeutung sein.

Von gleichfalls großer Bedeutung aber ist auch die Möglichkeit therapeutischer Beeinflussung der Keilbeinhöhlen (Sinus sphenoidales) und der hinter diesen Höhlungen im Türkensattel (Sella turcica) liegenden Hirnanhangsdrüse, der in vieler Hinsicht so wichtigen Hypophyse. Da die Hypophyse eine

24

der großen übergeordneten Steuer-Drüsen im inkretorischen System ist, wird man wieder in geeigneter Weise so therapeutisch Einfluß auf vielerlei Körpergeschehen nehmen können.

Auch die von Schleimhaut ausgekleideten und lufterfüllten zahlreichen Höhlungen des Siebbeins, die Cellulae ethmoidales, erwecken unser besonderes anatomisches und nosologisch-therapeutisches Interesse, können sie doch aufgrund ihrer Lage und Beschaffenheit die Quelle verborgener chronischer Infekte und Krankheitszustände sein. Wir unterscheiden hier vordere und hintere Siebbeinzellen, je nach ihrer Lage. Diese Partie des Siebbeines bildet die Begrenzung der Nasenhöhle zum Auge hin und wird noch gesondert zu besprechen sein.

Wir wenden uns der hinteren Wand der Nasenhöhlen zu. Wir finden sie nur im oberen Teil der Nasenhöhle, und zwar wird sie von der vorderen Fläche des Keilbeines (Os sphenoidalis) gebildet. Hinter dieser Fläche liegen die Höhlungen des Keilbeines (Sinus sphenoidalis), von denen wir eben schon sprachen. Die Keilbeinhöhle wird durch ein medianes Septum in 2 Kammern geteilt. Auf ihrem knöchernen Dach ruhen das Chiasma opticum, die bekannte Kreuzung des Sehnerven (!), und im Türkensattel, wie schon erwähnt, die Hypophyse. Diese Nähe so wichtiger Hirnteile zur Nasenhöhle erscheint für unsere Betrachtung von besonderer Wichtigkeit. Reizungen im Inneren der Nasenhöhle mit ätherischen Ölen werden sich auch in diesen so nahegelegenen Hirnteilen auswirken, dies erscheint als sicher.

Die laterale Wand der Nasenhöhle ist zunächst am schwierigsten zu verstehen. Sie wird einmal aus 5 Knochen gebildet: Oberkieferbein (Os maxillare), Gaumenbein (Os palatum), Siebbein (Os ethmoidale), Nasenbein (Os nasale) und der unteren Muschel (Concha inferior). Es handelt sich um dünne Knochenlamellen. Durch die hinzukommenden Ausbildungen der Muscheln bietet die laterale Wand der Nasenhöhle ein recht unterschiedliches Relief dar. Abgesehen also von den Muscheln kann man die Wand mit einer viereckigen Platte vergleichen (CORNING), die sich nach hinten durch eine senkrechte Furche (Sulcus nasopharyngeus) unmittelbar vor dem Osteum pharyngeum tubae auditivae (Öffnung der EUSTACHISCHEN Röhre) vom Pharynx abgrenzt. Von dieser etwa viereckigen Wand ragen in das Innere der Nasenhöhe die verschiedenartig geformten 3 Muscheln hinein. Diese Muscheln sind Knochenlamellen, die von Schleimhaut überzogen sind. Die beiden oberen Muscheln gehören dem Siebbein (Os ethmoidale) an, die untere Muschel ist ein selbständiger Knochenteil (Concha inferior) (Abb. 3). Außer der unteren, mittleren und oberen Muschel findet man bei Säuglingen oft noch eine Concha suprema, die sich aber in der Folge zurückentwickelt. Die vorderen Enden der 3 Muscheln liegen in einer schiefen Linie, die etwa parallel mit den Nasenbeinen verläuft. Die hinteren Enden der Muscheln liegen in einer Vertikalen, die man dicht vor dem Foramen sphenopalatinum ziehen kann (Abb. 2 und 3).

Die 3 Muscheln scheiden in den Nasenhöhlen von einander 3 Nasengänge (oberer, mittlerer und unterer = Meatus nasi superior, medialis et inferior, Abb. 5). Diese Nasengänge führen wie 3 Marschstraßen vom Atrium aus in das Naseninnere. Hier finden wir das Hauptbetätigungsfeld für die nasale Reflex-Therapie. Diesen Marschstraßen folgen wir mit der wattebewehrten und ölgetränkten Sonde, wobei dann durch Hin- und Herbewegung in leichter, zarter Weise eine ungefährliche, leichte und doch äußerst wirksame Massage ausgeübt wird. Deshalb ist die Kenntnis aller dieser anatomischen Zusammenhänge von Wichtigkeit.

Nach vorn, nach hinten und zur Nasenscheidewand hin gehen diese 3 Nasengänge in einheitliche Räume über, und zwar finden wir vorn das Atrium nasi, das übergeht in das sich parallel zum Septum nasi dahinziehende Meatus nasi communis (also zwischen Septum und Muscheln gelegen) und hinten in den Meatus nasipharyngeus einmündet.

Unter der unteren Muschel (Abb. 2, 3) mündet der Tränenkanal (Canalis nasolacrimalis), der von den Tränendrüsen nach hier zieht und mit dazu beiträgt, die Nasenschleimhaut feucht zu erhalten. Auch trägt er mit dazu bei, daß es bei der nasalen Reflex-Therapie mit ätherischen Ölen zu einer sofortigen kräftigen Reizung der Tränendrüsen mit Tränenfluß kommt. Unter der mittleren Muschel münden nach vorn-oben die Stirnhöhle (Sinus frontalis) und mehr nach lateral durch das Infundibulum maxillae die Oberkieferhöhle (Sinus maxillaris). Die Oberkieferhöhle, in der älteren Literatur auch die Highmore-Höhle genannt, kann bei zunehmendem Alter, vor allem aber wohl infolge zahlreicher erlittener Infekte, noch weitere Öffnungen zur Nasenhöhle hin ausbilden. Oberhalb des Infundibulum maxillae liegt in der Nasenhöhle unter der mittleren Muschel wie ein Schwalbennest die Bulla ethmoidalis als eine kleine Nebenmuschel. Hier, wie auch unter der oberen Muschel, münden die Cellulae ethmoidales anteriores des Siebbeines. Über der oberen Muschel endlich münden die hinteren Siebbeinzellen (Cellulae ethmoidales posteriores), die Keilbeinhöhle (Sinus sphenoidalis) und die Riechnerven (Filiae nervi olfactoriae). Im Meatus nasopharyngeus liegt nach hinten zu in der Verlängerung der unteren Muschel beiderseits die Öffnung der Eustachischen Tube. Der Meatus nasopharyngeus ist etwa 5—7 mm tief und 25 mm hoch und bildet den Übergang vom Naseninneren zum Rachen und damit zu den Eingeweiden des Körpers.

Am Boden der Nasenhöhle, etwa 2 cm hinter dem äußeren Nasenloch, finden wir einen kleinen Wulst, den Torus nasopalatinus. Unmittelbar oberhalb des oberen Endes dieses Längswulstes findet man die Öffnung eines kleinen Schlauches (Ruyscher Gang). Dieser stellt ein beim erwachsenen Menschen rudimentäres akzessorisches Riechorgan dar (Jacobsonsches Organ, Organum vomeronasale). Dieses Jacobsonsche Organ entsandte spezielle Riechfasern durch den Ductus incisivus in die Mundhöhle, wo diese in der Papilla incisiva endeten. Bei manchen Tieren wird dieses Organ noch von einem besonderen Seitenzweig des Nervus olfactorius versorgt.

Die Nasenscheidewand (Septum nasi) ist nicht glatt-einheitlich gebildet, sondern weist individuell verschiedene Verformungen auf, die sich besonders im Laufe der Entwicklungsjahre des Menschen ausformen. Die Nasenscheidewand steht bei Erwachsenen selten genau vertikal, sie weicht häufiger nach rechts denn nach links von der Mittellinie ab. Diese Abweichungen können dem knorpeligen wie auch dem knöchernen Teil angehören. Die Verbiegungen beginnen in der Regel nach dem 7. Lebensjahr. Auch Vorsprünge, besonders des knöchernen Teiles, sind nicht selten (Rauber-Kopsch), nach Fliess können sie sich hier ebenso wie an den Muscheln nach Infekten oder wiederholten Reizen durch Fernleiden reflektorisch bilden. — Bei Schweinen ist übrigens

28

als eine Folgekrankheit der sogenannten Ferkel-
grippe die Entstehung einer Rhinitis atrophicans,
auch Schnüffelkrankheit genannt, bekannt (BIELEN-
BERG, GREIFF).

Auch die beiden Hälften der Nase sind in vielen,
ja wohl in den meisten Fällen nicht einheitlich-sym-
metrisch gebildet. Daraus ergibt sich das so häufige
Vorkommen einer Schiefstellung der Nase. Nach
WELCKER (zitiert nach RAUBER-KOPSCH) sind
4 Hauptformen zu unterschieden: Links- und rechts-
skoliotische Nasen und linke und rechte Schiefnasen.
Die skoliotischen Nasen zeigen dabei eine S-förmige
Krümmung, die in ihrer oberen Hälfte nach der
einen und in ihrer unteren Hälfte nach der anderen
Seite von der Mittellinie abweicht. Die nicht-skolio-
tischen Schiefnasen weichen im ganzen nach links
oder nach rechts von der Medianlinie ab.

Die Muskeln der Nase sind klein und auch funktionell gering. Sie vermögen lediglich die Nasenöffnungen zu verengen oder die Nase zu strecken. Es
sind dies vor allem folgende Muskeln: M. depressor
alae nasi, M. compressor narium, M. depressor septi
mobili nasi. Andere Gesichtsmuskeln kommen bei
der Mimik und bei Kaubewegungen zu Hilfe und in
Betracht. Doch scheint nach ROSSBACH (zitiert nach
RUNGE) die Entwicklung der verschiedenen Formen
der Nase, die Modellierung derselben, von der Tätigkeit der Nasenmuskeln abhängig zu sein. So sagt er:
„Die Stumpfnase oder die in die Höhe gerichtete
Nase mit weiten Nasenöffnungen beruht offenbar
auf einer angeborenen oder durch Mangel an Gebrauch bedingten Schwäche der die Nasenöffnungen
verengenden und die Nase streckenden Muskulatur... Der Ausdruck energischen Wollens und
Trotzes im Gesicht wird aber, wie leicht beobachtet
werden kann, bewirkt durch tonische Kontraktion

einer größeren Anzahl von Muskeln des Kopfes und des Gesichts". CARUS weist darauf hin, daß die Nase beim Menschen fast bewegungslos ist und nur 2 Bewegungen vorkommen: „Einmal das Aufschwellen der Nasenlöcher, welches als Symbol höchsten Affekts und stärkster Kraftentwicklung so charakteristisch ist, daß es SHAKESPEARE schon als Schlachtruf gebraucht:

„... schwellen die Nüstern,
Den Atem hemmt,
Spannt alle Lebensgeister zur höchsten Höh!"

und zweitens das Rümpfen der Nase, welches unmittelbar die Bedeutung eines Abwendens vom Gegenstand einer widrigen Geruchsempfindung, mittelbar aber die symbolische Bedeutung eines widerwilligen Mißachtens enthält."

So weist die Nasenmuskulatur die Nase vorwiegend als Geruchsorgan aus, wobei durch Muskelbewegungen das Geruchsvermögen verstärkt oder abgeschwächt werden kann. Aber auch bei der Aufnahme anderer, als positiv zu wertender Sinneseindrücke bläht sich die Nase weit auf. Eine gleiche Koinzidenz läßt sich umgekehrt bei der Wahrnehmung mißfallender Sinneseindrücke beobachten: Die Nasenlöcher werden muskulär verengt und die Nase wird „gerümpft". Der Volksmund sagt es so: Man kann einen Menschen riechen (d. h. gut leiden) oder man kann ihn nicht riechen (d. h. man kann ihn nicht leiden, man lehnt ihn ab).

Die Haut der Nase ist derbe und leicht auf der Unterlage verschiebbar. Sie zeichnet sich besonders im Bereich der Nasenflügel durch einen Reichtum an Talgdrüsen aus, die übrigens auch an der Nasenbasis benachbart zur Oberlippe vorhanden sind. Hier finden wir an den Nasenlöchern große, als Vibrissae bezeichnete Haare, die die Nasenlöcher schützend umgeben und auch im Eingang der Nase sich finden.

Der Naseneingang ist mit Epidermis wie die übrige äußere Haut bedeckt. Sie enthält Talgdrüsen, Schweißdrüsen und apokrine Drüsen. Plattenepithel finden wir weiter im Bereich des vorderen Teiles des unteren Nasenganges und auf dem vorderen Ende der unteren Nasenmuschel.

Die übrige Nase ist innen mit Schleimhaut ausgekleidet. Dabei unterscheidet sich die Partie der Regio olfactoria im oberen Teil der Nase von der übrigen Schleimhaut in der Regio respiratoria. Bei der letzteren handelt es sich um ein papillenloses mehrzeiliges zylindrisches Flimmerepithel mit Ersatzzellen, das bei Blutleere immer noch 4 mm dick sein kann. Die bindegewebige Grundlage dieses Epithels ist reich an Lymphorganen (Zellen, Knötchen und Gängen). Reich entwickelt sind insbesondere auch die venösen Geflechte, die im Gebiet der unteren Muschel sich zu schwellkörperartigen Gebilden entwickeln. Zahlreiche Drüsen, die Schleim und seröse Flüssigkeit absondern, halten die Schleimhaut feucht. An der unteren Muschel kann man 100—150 Drüsen auf einen Quadratzentimeter zählen. Des weiteren ist die Nasenschleimhaut in allen Abschnitten reichlich mit sogenannten „Helle-Zellen-Organen" (nach FEYERTER) ausgestattet. Hierbei handelt es sich um parakrine-endokrine Drüsen, deren Zellen sich infolge eines höheren Wassergehaltes im histologischen Präparat heller einfärben als die übrigen vergleichbaren Zellen, und die in hormonell-funktionellem Zusammenhang mit den anderen und vor allem mit den großen übergeordneten endokrinen Drüsen des Organismus stehen.

Gegen die rötlich gefärbte Regio respiratoria erscheint die Regio olfactoria gelblich-braun. Sie be-

31

deckt das Gebiet der oberen Siebbeinmuschel und den gegenüberliegenden Teil des Septums. Das Riechepithel hat beim Menschen eine Ausdehnung von etwa 5 cm² und eine Dicke von etwa 0,06 mm. Das Riechepithel enthält die langgestreckten und mit Riechhärchen besetzten Riechzellen sowie Stützzellen, Basalzellen und die Glandulae olfactoriae; dies sind sogenannte Eiweißdrüsen. Sie sondern keinen Schleim ab und stehen vielleicht mit inneren Organen in hormoneller Beziehung (KRACK).

Die Nase ist reichlich mit Blutgefäßen versorgt. Die Arterienstämmchen verlaufen in den tiefen Schichten der Submukosa und speisen ein bis dicht unter das Epithel reichendes Kapillarnetz. Die Arterien der äußeren Nase kommen zum ersten aus der A. dorsalis nasi, einem Endaste der A. ophthalmica, der über dem Ligamentum palpebrale mediale zur Haut der Nasenwurzel und des Nasenrückens gelangt. Zum anderen kommen sie aus Ästen der A. maxilaris externa, die als A. angularis zum medialen Augenwinkel hin verlaufen. Die ausgesprochen reiche Entwicklung des venösen Systems mit der Ausbildung von Schwellkörpern im Naseninneren wurde bereits erwähnt. Die Venen der Nase finden ihren Abfluß zur V. facialis anterior.

Die Lymphgefäße der inneren Nase kommunizieren über die Lymphgefäße des Vestibulum narium mit den Lymphgefäßen der äußeren Nase. Von diesen geht der Lymphstrom einmal über äußere Lymphgefäße zu den Lymphoglandulae parotidae et submaxillares, zum anderen aber stehen sie auch in Verbindung mit dem Subarachnoidalraum und dem Subduralraum des Schädels. Diese Zusammenhänge erscheinen in nosologischer Hinsicht und auch in Hinsicht auf die nasale Reflex-Therapie mit ätherischen Ölen bedeutsam und wichtig.

32

Nach Prof. Földi können interzysternal einge-
spritzte Farbstoffe über die leptomeningeale Man-
schette der Filiae olfactoriae und durch die Lamina
cribriformis in die Nasenschleimhaut geraten, ob-
wohl bekanntlich zwischen dem Zentralnerven-
system und dem Lymphsystem des Körpers keine
anatomisch nachweisbaren Verbindungen bestehen,
ja, man schon eher von einer „Sperre" zwischen
diesen beiden Bereichen sprechen kann („Multiple
Sklerose", III. Internat. Symposion 1974 Schön-
münzach).

Äußere Lymphgefäße übrigens, die über der
Nasenwurzel entspringen, gehen in weitem Bogen
über dem oberen Augenlide (und über dem Ohre!) zu
den oberen Lymphoglandulae parotidae, während
die äußeren Lymphgefäße des Nasenrückens und
zum Teil auch noch der Nasenwurzel nunmehr vor
dem Ohre herziehend (!) zu den unteren Glandulae
parotidae ziehen. Alle übrigen Lymphgefäße der
äußeren Nase ziehen über die Wangen zu den
lymphoglandulae submaxillaris. Diese Lymphver-
bindungen und -bahnen sind vor allem bei therapeutischen Bemühungen zu beachten, wenn es gilt, Stauungszustände im Lymphsystem im Kopfbereich mit
Schmerzen (häufig als gewöhnliche Kopfschmerzen
mißdeutet!) zu beseitigen. Eine Ableitung solcher
Stauungszustände durch eine zarte Massage muß
stets den Verlauf der Lymphwege beachten und
diesen folgen. Auch für kosmetische Bemühungen ist
dies von Wichtigkeit.

Die Nerven der Nase gehören einmal zum N. olfactorius, zum anderen aber zum N. trigeminus und
zum N. facialis. Sensible Äste des N. ethmoidalis
anterior innervieren u. a. die Nasenspitze und die
Nasenflügel. Über das Ganglion sphenopalatinum
wird die Nase mit vegetativen Nerven versorgt.

Zwischen der Bedeckung der äußeren Nase, der dortigen Epidermis, und dem Naseninneren bestehen gewisse kuti-viszerale Beziehungen, die es erlauben, über die Nasenhaut auf das Naseninnere einzuwirken. So läßt sich u. a. eine beginnende Rhinitis durch eine Massage des Nasenrückens, gegebenenfalls mit einem fettigen Gleitmittel, wirkungsvoll beeinflussen.

Die Nebenhöhlen der Nase

Die Nebenhöhlen der Nase (Sinus paranasales) gehören zur anatomischen, morphologischen, funktionellen und nosologischen Einheit des Nasenhöhlensystemes, von dem wir bislang die beiden Haupthöhlen der Nase, eben den linken und den rechten Nasenraum, besprochen haben. Auch die Nebenhöhlen erfordern, gerade im Rahmen dieser Darstellung, eine ausführliche gesonderte Besprechung.

Die Öffnungen der Nasen-Nebenhöhlen in die Nasenhöhlen liegen entweder an der lateralen oder an der oberen Wandung der Nasenräume. Dementsprechend kann man die Nebenhöhlen in 2 Gruppen einteilen: Einmal in solche, welche die laterale Wand der Nasenkapsel ausbuchten (das sind die Cellulae ethmoidales und die Sinus maxillaris) und zum anderen in solche, welche die obere Wandung des Nasenraumes ausweiten (das sind die Sinus frontalis und der Sinus sphenoidalis). In ihrer Ausdehnung und topographischen Lage sind die Sinus paranasales durch eine große Variabilität ausgezeichnet. Von Individuum zu Individuum lassen sich da Unterschiede feststellen.

Die Siebbein-Zellen (Cellulae ethmoidales) stellen unregelmäßige Hohlräume dar, die einen großen Teil des Siebbeinknochens (Os ethmoidale) einnehmen und so eine Zusammensetzung dieses Knochens aus papierdünnen Knochenlamellen verursachen (Abb. 2 und 3). Dieses Siebbein-Labyrinth kommuniziert mit der Nasenhöhle durch Öffnungen vor allem im mittleren und oberen Nasengang, selten aber oberhalb der Concha superior. Die Zahl der Siebbein-Zellen schwankt individuell, doch findet man im

Mittelmaß etwa 10 solcher Zellen, die sich median-wärts zwischen Nasenhöhle und Augenhöhle (Orbita) ausdehnen. Man unterscheidet eine vordere und eine hintere Gruppe von Siebbein-Zellen, die sich auch unabhängig von einander in die Nasenhöhle öffnen. Die vorderen Zellen münden im Bereich der Bulla ethmoidalis unter der Concha medialis in den mittleren Nasengang. Die hinteren Zellen münden in den oberen Nasengang unter der oberen Muschel oder gelegentlich, wenn auch selten, noch höher. Nach vorn zu grenzen die vorderen Siebbein-Zellen an das Stirnbein mit der Stirnbeinhöhle. Nach oben zu sind alle Siebbein-Höhlen durch eine dünne Knochenplatte von den Häuten des Gehirns und von diesem selbst getrennt. Es ist dies die Pars orbitalis ossis frontalis, deren Ausdehnung ihre Fortsetzung in der Siebbeinplatte (Lamina cribrosa) findet. Diese enge Beziehung des Siebbein-Labyrinthes zum Frontalhirn (dem „Denkhirn"!) soll besonders betont werden, da sie für Denkfunktion und für die nasale Reflex-Therapie von Bedeutung erscheint.

Die beiden Oberkiefer-Höhlen (Highmore-Höhlen, Sinus maxillaris) finden sich in den Oberkieferknochen eingeschlossen und öffnen sich in den Nasenraum unter der mittleren Muschel im mittleren Nasengang (Abb. 2 und 3). Von allen Nebenhöhlen ist dies die größte und zugleich auch am leichtesten zugängliche Nebenhöhle der Nase. Aus diesen Gründen hat sie wohl auch neben der Stirnhöhle bislang das größte therapeutische Interesse gefunden. Auch diese Nebenhöhlen variieren individuell in Größe und sich ausdehnender Form, ja es werden bei Erwachsenen auch kleine akzessorische Nebenhöhlen im Oberkiefer angetroffen. Oft sind diese Sinus maxillaris so groß, daß der übrige Körper des Oberkieferbeines bis auf dünne Knochenlamellen reduziert ist, der Zahnhalteapparat darunter leidet und sich die Hohlräume sogar bis in die benachbarten Knochen erstrecken können (so in das Os zygomaticum, in die Pars horizontalis ossis palatini usw.). Den Sinus maxillaris kann man etwa mit einer liegenden 4seitigen Pyramide vergleichen, deren Basis medianwärts gerichtet ist. Oft aber läßt sich dieser Vergleich nicht anstellen, da der Sinus maxillaris individuell anders geformt ist. Bleiben wir aber bei unserem von CORNING übernommenen Vergleich, um die Verhältnisse anschaulich zu machen: Die vordere Wand erstreckt sich dann an der Facies anterior des Oberkieferbeines vom Margo infraorbitalis herab bis zum Zahnhalteapparat, wo die vordere Wand abgerundet in die untere Wand übergeht, die vom Zahnhalteapparat selbst gebildet wird. Dabei kann der Sinus durch die von einer dünnen Knochenhaut überkleideten Zahnwurzeln ein ihm eigentümliches Relief erhalten. Hinter dem Zahnhalteapparat des Oberkiefers fügt sich dann, wieder abgerundet, die hintere Wand der Highmore-Höhle an, die herauf bis zur Orbita zieht und den Sinus von der Fossa pterygopalatina trennt. Die obere Wand schließlich wird durch den Boden der Augenhöhle (Orbita) gebildet, sie ist oft sehr dünn, ja oft sogar durchscheinend dünn und schließt in ihrer vorderen Strecke den Canalis infraorbitalis ein. Durch diese „papierdünnen" Verhältnisse werden Übergreifen von Entzündungen oder Reizungen vom Sinus maxillaris auf die Organe der Orbita verständlich. Die mediale Wand oder Basis der „Pyramide" entspricht der seitlich-lateralen Wand der Nasenhöhle im Bereich des mittleren und unteren Nasenganges, sie trennt vorne den Sinus maxillaris von der Nasenhöhle, hinten von den hinteren Siebbein-Zellen. Die knöcherne Grundlage dieser medialen Wand besteht aus folgenden Knochenteilen: Corpus ossis maxillaris, Processus maxillaris, ethmoidalis et lacrimalis der unteren Muschel, dem Processus uncinatus des Ethmoids und schließlich einem Teil der Pars perpendicularis ossis palatini. Die Ansatzlinie der unteren Muschel unterscheidet an der medialen Wand eine obere und eine untere Partie. Oberhalb dieser Ansatzlinie mündet der Sinus mit einer kreisrunden Öffnung in den mittleren Nasengang. Es können als Ausnahme von dieser Regel auch 2 Öffnungen vorkommen. Diese Öffnung des Sinus maxillaris liegt aber höher als der Boden des Sinus selbst, so daß sich Flüssigkeitsansammlungen in diesem tiefer gelegenen Teil des Sinus nicht in die Nase entleeren können und so Anlaß zu chronischen Kieferhöhleneiterungen geben können. Solche Entzündungen können u. a. auch von Zahneiterungen ausgehen, die leicht in den Sinus durchbrechen können.

Die Keilbein-Höhlen (Sinus sphenoidales) sind als Ausbuchtungen der oberen Wand der Nasenhöhle entstanden. Es handelt sich um 2 unregelmäßige Hohlräume im Keilbeinkörper (Corpus ossis sphenoidalis). Sie werden durch eine median eingestellte knöcherne Scheidewand voneinander getrennt. Von der Nasenhöhle werden sie nach vorn zu durch die Conchae sphenoidales (Ossicale Berlini) geschieden. Die beiden Sinus sphenoidales bilden den weitesten Vorstoß des Nasenhöhlensystems nach hinten und nach oben in die Gegend der mittleren und hinteren Schädelgrube! Sie können sich auch in andere Knochen als nur das Keilbein ausdehnen, ja sie können sogar das Foramen opticum umschließen. Der ganze Keilbeinkörper kann von diesen Höhlen ausgefüllt werden, so daß die Knochenwände nur noch aus ganz dünnen Lamellen bestehen.

Die hier aufgezeigten Beziehungen der Kieferhöhle zur Schädelhöhle, zum Nervus opticus, zum Sinus cavernosus, ja selbst zu den Gebilden des inneren Ohres, sind für unsere Betrachtungen von besonderer Wichtigkeit.

Als mediale Wand des Sinus sphenoidalis kann man die mediale Scheidewand zwischen den beiden Sinus betrachten. Häufig weicht sie von der ursprünglich angelegten medianen Einstellung ab. Die laterale Wand ist die seitliche Fläche des Keilbeines, von der vorne noch der kleine, vom Foramen opticum durchsetzte Keilbeinflügel abgeht. Hinten dient die laterale Wand als Grenze zum Sinus cavernosum und als Anlagerung der Arteria carotis interna! Die hintere Wand bildet zusammen mit der Pars basilaris ossis occipitalis einen Teil der Schädelbasis bis hin zur hinteren Schädelgrube am Clivus dorsum sellae. Reizungen wie auch Stauungszustände im dortigen beachtlichen venösen System, wie sie von Fehlstellungen (Subluxationen) von Halswirbeln leicht ausgehen, können so in Verbindung zum Höhlensystem der Nase gebracht werden. Oft treten bei einer nasalen Reflex-Therapie heftige Schmerzen an der Schädelbasis oder im Bereich eines Halswirbels auf, deren nosologische Beziehungen schon so hinreichend erklärt werden können. Die untere Wand wird gebildet durch die Pars nasalis pharyngis und durch die oberen Begrenzungen der hinteren Nasenlöcher, der Choanen. Die vordere Wand wird vor allem durch die dünnen Conchae sphenoidales (Ossicale Berlini) gebildet und durch die knöcherne Begrenzung der hinteren Cellulae ethmoidales. Die Sinus münden in die Nasenhöhlen beiderseits durch das Ostium sphenoidale recht verborgen unter der mittleren Muschel unterhalb des Angulus spheno-

[handschriftliche Randnotiz:] Arteria carotis interna

[handschriftliche Randnotiz:] Stauungen des venösen Systems Halswirbel

ethmoidale, von hier bis zum vorderen Nasenloch beträgt die Entfernung etwa 7 cm.

Auch die Sinus frontalis im Stirnbein sind leicht in großer Ausdehnung zu erreichen. Auch ihre Größe, Form und Anzahl ist individuell sehr verschieden. So können sie durch das Auftreten von knöchernen Scheidewänden in diverse einzelne Räume unterteilt sein oder aber als größere Kammern imponieren. Normalerweise und im großen und ganzen aber unterscheidet man 2 Sinus rechts und links einer knöchernen Scheidewand in der Medianlinie, die aber häufig nicht median eingestellt ist und nach links oder nach rechts ausgebuchtet sein kann. Die Räume der Stirnhöhlen kann man, wieder nach CORNING, dem wir hier weitgehend folgen, mit einer 3seitigen Pyramide vergleichen, so daß wir eine vordere, eine hintere, eine obere und eine untere Wand (welche zugleich die Basis der „Pyramide" darstellt) unterscheiden können. Die vordere Wand wird von der Stirnfläche des Os frontale gebildet und kann mehr oder weniger weit entlang des Arcus superciliaris seitlich ausgedehnt sein. Die obere Wand bildet die Begrenzung zum Stirnhirn in der vorderen Schädelhöhle. Die Venen des Sinus frontalis stehen durch diese obere Wand mit den Venen der Dura mater in Zusammenhang, so daß sich hier Infektionen aus dem Höhlensystem der Nase auf die Hirnhäute und auf das Zerebrum fortpflanzen können. Die hintere Wand ist die Pars orbitalis des Stirnbeines und kann bei entsprechender Ausdehnung des Sinus frontalis bis auf eine papierdünne Lamelle reduziert sein. Die untere Wand ist die Basis unserer „Pyramide" und zugleich der Boden des Sinus frontalis. Hier wird der Sinus zur Nasenhöhle hin und weiter am medialen Ende des Margo supraorbitalis zur Augenhöhle hin abgegrenzt. Gerade hier, zur Orbita hin, ist die untere Sinuswand so dünn, daß hier leicht Infektionen von der Stirnhöhle aus die Orbita erreichen können. Die untere Wand grenzt auch zum Teil die Stirnhöhle zu den vorderen Siebbeinzellen hin ab. Letztere können so ausgedehnt sein, daß sie als Bulla frontalis sinus ethmoidalis in die Stirnhöhle hineinragen können und auch den Canalis nasofrontalis einengen können.

Dieser Canalis nasofrontalis stellt die Verbindung zwischen Nasenhöhle und Sinus frontalis dar. Seine Öffnung (Ostium frontale) findet man im vorderen und höchsten Teil des mittleren Nasenganges unter der mittleren Muschel. Nach hinten schließen sich dann die Öffnungen der ebenfalls dort ausmündenden vorderen Siebbeinzellen an. Auch der Tränenkanal mündet dort. Vom Ostium frontale aus zieht der Canalis nasofrontalis schräg nach oben und vorn im Bereich des medialen Teiles des Arcus superciliaris in die Stirnhöhle.

Diese Nebenhöhlen der Nase haben eine besondere morphologische Bedeutung. Sie tragen ganz besonders mit bei zur Ausbildung des Gesichtsschädels und somit zur Physiognomik. Über die funktionelle Bedeutung dieser lufthaltigen Räume im Haushalt des Organismus ist nichts Sicheres bekannt, wir sind hier auf Vermutungen und Einzelbeobachtungen angewiesen. Zweifelsohne haben diese Hohlräume eine Bedeutung zur Verringerung des Gewichts der Knochen selbst. Doch hat es sich bei Nachprüfungen gezeigt, daß dieser Gewinn an Gewichtsverringerung gemessen am Gesamtgewicht des Kopfes außerordentlich gering ist und praktisch vernachlässigt werden kann. Eine der Aufgaben der Nebenhöhlen könnte es auch sein, der Riechschleimhaut ständig Feuchtigkeit zuzuführen (BIDDER und ARNOLD zitiert nach RAUBER-KOPSCH). Vielleicht kommt den Nebenhöhlen auch eine Bedeutung als Resonatoren bei der Stimmbildung zu.

Sehr wichtig aber ist die Bedeutung der Nebenhöhlen für die Pathologie der Nasenhöhlen und, wie uns es FLIESS aufwies, darüber hinaus für den ganzen Organismus.

Man kann die Nebenhöhlen der Nase auch betrachten als entwicklungsgeschichtlich spät entstehende, blindsackartige und von knöchernen Wänden umschlossene Anhänge der Nasenhöhlen. Sie sind entstanden als Ausstülpungen der Nasenhöhle in die umgebenden Knochen hinein. Die Nebenhöhlen sind von Schleimhaut ausgekleidet. Diese ist recht dünn. Sie hat eine Dicke von nur etwa 0,02 mm und besteht aus niedrigem plattenförmigem Flimmerepithel, in dem sich nur spärlich Drüsen und Blutgefäße finden, auch Lymphorgane finden sich nur wenige. Die Nebenhöhlen sind luftgefüllt, die darin eingeschlossene Luft steht natürlicherweise durch die verschiedenen Öffnungen der Nebenhöhlen in die Nase mit der atmosphärischen Luft in Verbindung. Diese schon oben näher betrachteten Mündungen entsprechen den ursprünglichen Einstülpungsöffnungen der Schleimhaut in die werdenden Nebenhöhlen (RAUBER-KOPSCH).

An dieser Stelle darf, zumal sich eine ausführliche Darstellung im Rahmen dieser Arbeit nicht lohnt, kurz auf einige Tumorbildungen und Erkrankungen der Schädelknochen in dem beschriebenen Gebiet hingewiesen werden: Von den gutartigen Tumoren kommen, vor allem im Bereich der Nasennebenhöhlen, spongiöse Osteome vor. An der Schädelkalotte, vorwiegend am Stirnbein, findet man auch eburnisierte Osteome. Osteome können Ursache unklarer Kopfschmerzen sein. Ein Osteom kann z. B. von der Hinterwand der Stirnhöhle ausgehen oder sie bandartig ausfüllen. Es kann übrigens auch im Siebbein lokalisiert sein. Maligne Tumore im Bereich der Nase und der Nasennebenhöhlen sind relativ häufig anzutreffen. Etwa 10 % aller Karzinomkranken einer HNO-Klinik leiden an einem Malignom der Nase oder der Nasennebenhöhlen (THEISSING). Einseitige Naseneiterungen mit und ohne Blutbeimengungen, auch häufige Spuren von Blut aus einer Nasenseite, sind vor allem bei älteren Kranken stets auf ein Malignom verdächtig (THEISSING). In solchen Fällen soll man weitergehende Diagnostik treiben, u. a. mit Röntgen- und Schichtaufnahmen. Dabei erhebt sich stets die Frage, ob es sich um Primärtumore oder um Metastasen handelt. Auch in dieser Hinsicht sollte weiter diagnostiziert werden. An Entzündungen im Knochenbereich können neben den banalen entzündlichen Prozessen auch vorkommen: Tuberkulose, Lues, Aktinomykose und Mykosen. Von diesen spezifischen Erkrankungen erscheint vor allem die Tuberkulose für uns interessant, da sie auch ohne Lungenbeteiligung verlaufen kann und gerne am Schädeldach, am Stirnbein und vor allem an den Orbitalrändern und am Jochbein auftritt (THEISSING).

Für unsere Betrachtungen sind gewisse Formen älterer chronischer Infekte von Interesse, die ihre Residuen vor allem in den Nasennebenhöhlen bilden. Bei einem jedem Katarrh der Nasenschleimhaut, vor allem im Verlauf einer Grippe („Influenza"), kommt es zu einer Mitbeteiligung der Nasennebenhöhlen. Wird die Erkrankung nicht lege artis „auskuriert", sondern unterdrückt, die Erkrankungsdauer durch entsprechende Medikamente und Maßnahmen abgekürzt, oder aber wird die Erkrankung verschleppt, so daß es nicht zur natürlichen

völligen Reinigung der Nase und aller ihrer Nebenhöhlen vom katarrhalischen Sekret kommt, so kann
dieses einmal die Ursache eines chronischen und rezi-
divierenden Katarrhs sein, zum andern aber kann im
Laufe der Zeit dies restierende Sekret in den Nebenhöhlen völlig eintrocknen und auf deren Schleimhäute praktisch unsichtbar als dünner Film inkru-
stieren. Solche Inkrustationen wirken sich dann als
fokale Ursachen von zahlreichen Fernleiden aus, von
denen nur einige besonders häufig vorkommende
hier genannt werden sollen: Asthma, Heuschnupfen
(d. h. die Bereitschaft des Gewebes zur Allergie!),
Migräne, Magen-Darm-Leiden, Herzbeschwerden
mit Rhythmusstörungen aller Art, Spasmen, Unter-
leibsbeschwerden. Durch die Wirkung der ätherischen Öle bei der nasalen Reflex-Therapie gelingt es,
solche oft lange Zeit unerkannt bleibenden Inkru-
stierungen wieder zu lösen und herauszubefördern.
Damit ist vielen körperlichen Leiden und Erkrankungen die fokale Ursache entzogen und man kann
so, auf einfache natürliche Weise, diese Leiden
heilen. Es sei hier ausdrücklich betont, daß m. E.
nicht so sehr primär Infektionen und Allergien zur
Entstehung von Krankheiten beitragen, als vielmehr
der Boden (d. i. der Zellverband der Gewebe im
Organismus), in dem sich erst sekundär bei geeigneter „ungesunder" Beschaffenheit Viren,
Bakterien oder chemische Unverträglichkeiten ausbreiten und auswirken können. „Le terrain est tout,
et le germe n'est rien", sagt Cl. BERNARD (zitiert nach
LUMIERE), und allen solchen Schädlichkeiten den
„Boden zu entziehen" durch eine Reinigung
(Katharsis) desselben, ist das Anliegen einer natur-
gemäßen Therapie.

EDER, SCHMAUSER und SCHIMMEL haben übrigens
darauf hingewiesen, daß ein großer Prozentsatz von

44

chronischen Nebenhöhlenentzündungen röntgenolo-
gisch und auch oft anamnestisch stumm bleibt. Dieser Prozentsatz schwankt zwar von Autor zu Autor,
ist aber beachtlich.

Seit geraumer Zeit läßt sich beobachten, daß die
Nasen-Nebenhöhlenkomplikationen im Gefolge
eines Schnupfens zugenommen haben. Da der
Mensch heute mehr denn früher „Erkältungen" körperlicher und auch seelischer Natur ausgesetzt ist,
kann man die Zunahme an Nebenhöhlenerkrankun-
gen auch als „Zeitkrankheit" betrachten. Als Ursachen hierfür sind zu nennen einmal die merkbaren
Witterungsänderungen infolge einer Klimaänderung
in unserem Lebensbereich, zum anderen die steten
„Kränkungen" der Umwelt, die Änderung des allgemeinen menschlichen Verhaltens und die geradezu
erkältende, zur Austrocknung führende Entwicklung
der Zivilisation, also der Verlust an Kultur. Alle
diese Einwirkungen gefährden das physische und das
psychische Gleichgewicht des Menschen unserer Zeit.

Psychosomatik der Nasen-Nebenhöhlen

Nasenatmung und Kreislauf

Die Nase steht anatomisch wie auch funktionell am Anfang des gesamten rhythmischen Systems. Zum rhythmischen System des menschlichen Organismus rechnet man alle Atmungsorgane und die Herz- und Kreislauforgane. In beiden Organgruppen ist vorherrschend und für die Funktion wichtig eine rhythmisch verlaufende Eigenbewegung. Diese stehen noch dazu zueinander in gesetzmäßigen Abhängigkeiten. Die Atembewegungen einerseits und Herzschlag und Pulsfrequenz andererseits stehen bekanntlich zueinander in einem Verhältnis 1 : 4. Abweichungen von diesem Quotienten weisen auf Gesundheitsstörungen hin. Diese Abhängigkeit von einander ist aber nicht nur eine zahlenmäßige, sondern auch eine funktionelle. Bei allen Ein- und Ausatmungsbewegungen der Atmungsorgane, zusammen mit den entsprechenden Bewegungen des Thorax, entstehen in den Blutgefäßen, insbesondere in dem Venensystem des Brustraumes, Unter- und Überdruckverhältnisse. Bei der Einatmung entsteht in diesen zum Herzen führenden Venen ein Sog, der normalerweise eine gerade genügende Menge Blut zum Herzen hin ansaugt, wie sie eben das Herz benötigt, um das Kreislaufsystem optimal zu füllen.

Dieser Sog wird wiederum optimal hergestellt durch die Nasenatmung, weniger gut bei der Mundatmung, die nur stets eine Aushilfsatmung sein sollte bei Versagen der Nasenatmung aus irgendwelchen Gründen. OSTERWALD hat 1962 eine einfache und sehr schöne Methode angegeben, wie man die Wirkung des Soges bei Nasenatmung demonstrieren kann. Dieser Sog kann sich im Experiment von etwa 2 mm in Ruhe bis mehr als 20 cm Wassersäule bei forcierter Atembewegung steigern! Dies ist eine beachtenswerte Angabe.

Bei Verengerung der Nasenwege kommt es in der Nase zu Turbulentien und zur Vergrößerung des intrathorakalen Druckes. Dies hat zur Folge, daß das Angebot von venösem Blut an das Herz größer als notwendig wird und zu Störungen im Kreislauf Anlaß gibt. Zugleich wird die Menge der in die Lungen einströmenden Luft geringer, es kommt zur Atemnot und zum Sauerstoffmangel. Es erscheint also von immenser Wichtigkeit für Atmung und Kreislauftätigkeit, auf eine gute, optimale Nasenatmung zu achten und für diese Sorge zu tragen.

SOMMER und RÜCKERT haben Untersuchungen über den Strömungswiderstand der Nase angestellt. Nase und untere Luftwege bilden ein System hintereinandergeschalteter Widerstände. Diese Widerstände addieren sich, wenn sie hintereinandergeschaltet sind. Der Nasenwiderstand ist dann die Differenz zwischen Gesamtwiderstand bei Nasenatmung und dem tracheobronchialen Widerstand bei Mundatmung. Der sehr kleine Strömungswiderstand der Mundhöhle kann bei dieser Berechnung durchaus vernachlässigt werden. Es werden Patienten mit einem Katarrh der Nase mit Obstruktion der oberen Luftwege untersucht. Nach den ersten Messungen des Strömungswiderstandes werden die Anschwellungen der Schleimhaut in der Nase mit einem entsprechenden Nasenspray zum Abschwellen gebracht und es werden wiederum die Strömungswiderstände gemessen. Dabei konnten signifikante Senkungen des Strömungswiderstandes festgestellt werden.

Auch NEUGEBAUER hat auf die Wichtigkeit der Nasenatmung hingewiesen. Die Schädlichkeiten bei behinderter Nasenatmung entwickeln sich langsam. Besonders bedeutungsvoll sind Störungen, die sich im

Gefolge teilweiser oder vollständiger Mundatmung einstellen. Gerade die Mundatmung spielt bei vielfältigen krankhaften Störungen eine Rolle, so auch für das Herz-Kreislauf-Gebiet. Bei Ventilationsstörungen der Nasenatmung besteht eine gehäufte Anfälligkeit für Infekte und deren Übertragung in die Nebenhöhlen und in die Bronchien. Auch NEUGEBAUER weist auf die Bedeutung der Atmung für die Hämodynamik hin. Bei Behinderung der Nasenatmung benötigt der Organismus im übrigen bedeutend mehr Kraft zur Durchführung der Atembewegungen als bei freier Nasenatmung, Kraft also, die anderweitig im Gesamthaushalt eingespart werden muß.

Auch in den folgenden Ausführungen wird der Wert einer freien, widerstandsarmen Nasenatmung und der Unwert der Mundatmung deutlich werden. Eine solche freie, funktionstüchtige und widerstandsarme Nasenatmung, dadurch Freiheit von Infektanfälligkeit und bessere hämodynamische Verhältnisse mit all ihren Auswirkungen auf das Herz-Kreislauf-System und überhaupt auf den Energiehaushalt des Organismus erreicht man, ohne irgendwelche schädlichen Nebenwirkungen durch Chemika oder operative Eingriffe, eben durch die hier darzustellende nasale Reflex-Therapie mit ätherischen Ölen.

Zweifelsohne dient aber die Nase nicht nur zur Atmung und ist auch die Atmung nicht nur Luftholen, Sauerstoff einführen und wieder ausatmen und Kohlensäure abstoßen. Die Vorgänge natürlichen Geschehens sind, auch bei der Atmung, von komplexer Natur. Schon KRETSCHMER hat gesagt: „Die Atmung ist mehr als nur ein Austausch von Gasen". Und GOETHE sagt:

„Im Atemholen sind zweierlei Gnaden:
Die Luft einziehen, sich ihrer entladen.
Jenes bedrängt, dieses erfrischt,
So wunderbar ist das Leben gemischt.
Du danke Gott, wenn er dich preßt
Und dank ihm, wenn er dich wieder entläßt."

MAERTH stellt in seinem auch sonst sehr interessanten Buch über die Entstehung des Menschen folgende Hypothese auf: In der Frühzeit der menschlichen Entwicklung vom Hominiden zum Homo sapiens verloren unsere Vorfahren ihr Fellkleid, das bis dahin ihren Wärmehaushalt geschützt und reguliert hatte. In ihrem neuen nackten Zustand mußten sie nun ihren Organismus, ihre inneren Organe, auf andere Weise vor Unterkühlung schützen, um ihren Organismus funktionsfähig zu erhalten. Insbesondere waren sie nunmehr mehr als zuvor genötigt, die Atemluft anzuwärmen. Dies geschah durch eine intensivierte Nasenatmung, wobei sich die Nase in ihrer Größe und Ausformung der neuen Funktion anpaßte. Je kälter die Atemluft war, desto größer mußte der sie erwärmende Apparat der Nase werden. Deshalb haben noch heute die Menschenrassen, die in warmen, auch feucht-warmen, mehr tropischen Gegenden beheimatet sind, kleine Sattelnasen, deren Form und damit auch die Ausbildung des Gesichtes noch sehr an die Affen erinnert. In kälteren Gegenden kam es dagegen zur Ausbildung großer vorspringender Nasen mit entsprechend großem Nasenhöhlenraum zur Anwärmung der Atemluft. Schließlich findet man bei bergbewohnenden Rassen, die ja in besonders kalter und frischer Luft leben, nach außen gebogene Nasen, deren Innenräume geradezu schlauchartig vergrößert erscheinen.

Dieser nach COON zitierten Angaben wird aber von CLAIBORNE widersprochen. Er weist darauf hin, daß es dann zuviel Ausnahmen von dieser „Regel" gäbe und nennt dazu die Tungusen, die Tschukken und die Eskimos. Bei diesen vorwiegend in kalter und meist trockener Luft lebenden Völkern ist die Nase auffällig flach geformt und nicht gebogen.

Als Nebenhöhlen der Nase lassen sich auch in gewisser Weise die Luftröhre, die Bronchien und ihre Verästelungen und die Lungenbläschen betrachten. Auch diese luftgefüllten und mit Schleimhaut ausgekleideten Hohlräume stehen mit der Nase in engem anatomischen und funktionellen Zusammenhang. Auch sie bilden einen Teil des Resonanzkörpers zusammen mit der Nase und ihren Nebenhöhlen und dienen wie diese mit zur Klangbildung. In ganz besonderer Weise aber sind sie die Atmungsorgane, an deren anatomischem und funktionellem Anfang und Ende eben die Nase steht. Durch die Nase soll die Einatmung beginnen und vollzogen werden, durch sie soll die Ausatmung beendet werden. Dabei wird überschüssige Feuchtigkeit und Wärme an die in besonderer Weise ausgedehnten Schleimhäute der Nase herangebracht und wird bei der Einatmung hier die Luft angefeuchtet und erwärmt und so für die von Natur feuchtwarmen Bronchien und Lungen funktionsgerecht vorbereitet.

Krankheiten des broncho-pulmonalen Raumes werden sich auf die Nase auswirken, insbesondere aber werden chronische und fokale Krankheitsherde in Lungen und Bronchien Wechselbeziehungen zur Nase und ihren Gliederungen unterhalten. Bei der nasalen Reflex-Therapie werden sich therapeutische Auswirkungen vom nasalen zum broncho-pulmonalen Bereich ergeben, nicht nur solche reflektorischer Art, ganz gewiß auch solche durch Inhalation der

Dämpfe der ätherischen Öle, deren antibaktericider und sekretolytischer Effekt nicht zu unterschätzen ist. Und in der Tat sieht man immer wieder, wie sich noch lange nach einer intensiven nasalen Behandlung reflektorische Hustenreize einstellen und oft ansehnliche Mengen infektiösen Bronchialschleimes fördern und zur Expektoration bringen. Dieser Erfolg der nasalen Reflex-Therapie ist so auffallend, daß er vom Laien ganz besonders vermerkt und gelobt wird.

Bei allen nosologischen und therapeutischen Überlegungen muß man den broncho-pulmonalen Raum dem hier natürlich ausführlicher besprochenen Höhlensystem der Nase quasi als bedeutenden Adnex hinzurechnen. Letztlich bilden ja alle diese lufterfüllten und mit Schleimhaut ausgekleideten Hohlräume eine mehr oder weniger funktionelle Einheit und sind infektiösen Insulten in besonderer Weise ausgesetzt, vor allem aber bei Mundatmung.

Die Feuchtigkeit in der Nase

Eine der Aufgaben der Nase ist es gewiß, die Atemluft zu reinigen, anzuwärmen und anzufeuchten. Zu diesem Behuf ist die Nase besonders geeignet durch ihre Formung und ihre verschiedenartigen Einrichtungen. Die kräftigen Haare (Vibrissae), die die Nasenlöcher innen umstehen, wirken wie ein Gitter oder Filter und hindern kleinere Tiere, Insekten und geringe Gegenstände nolens volens in die Nase einzudringen. Dies ist eine der Schutzeinrichtungen der Nase. Noch kleinere Gegenstände, insbesondere Staub und Kleinstlebewesen (z. B. Mikroben), werden durch das ständige rhythmische Schlagen des Flimmerepithels, das die Nasen innen auskleidet, zu den Nasenlöchern hin transportiert und dort wieder aus der Nase entlassen. Diese Selbstreinigungstätigkeit der Nasenschleimhaut ist nicht zu gering zu veranschlagen!

Die normalerweise stets feuchte Schleimhaut gibt ständig Feuchtigkeit an die eingezogene Atemluft ab und erhöht so deren Feuchtigkeitsgehalt. Dies ist notwendig, damit nicht zu trockene Luft in die Bronchien und Lungenbläschen gelangt, die dort sonst Reizerscheinungen und andere Schädigungen auslösen könnte. Die Atemluft wird so den Bronchien und Lungen milieugerecht und von Schadstoffen weitgehend gereinigt zugeführt. Diese Schutzfunktionen der Nase und ihrer Einrichtungen sind für die Sicherheit der Lungen und für eine gute Atemleistung sehr wichtig. Die Atemluft wird aber außerdem noch in der Nase auf körperäquivalente Temperatur erwärmt. Dies besorgen die schon erwähnten reichlichen venösen Gebilde (einschließlich der Schwellkörper) in der Schleimhaut der Nase.

Wenn man, wie FISCHER, den Organismus des Menschen oder überhaupt des Warmblüters, mit einer Wärmemaschine vergleicht — und man kann cum grano salis dies tun —, dann stellt die Nase mit ihren venösen Gebilden das dazugehörige Kondensationsgerät par excellence dar. Bei näherer Betrachtung erscheint sie uns als ein sinnreich kontruiertes Kühlungsorgan zur Ableitung aller überflüssigen Wärme, die durch die Stoffwechseltätigkeit verschiedener Körperorgane (wie Drüsen, Herz, Hirn, Verdauungsorgane, Sexualorgane, Atmungsorgane usw.) entsteht. Es ist durchaus möglich, daß alle diese Organe sich ihrer überflüssigen Wärme durch kommunizierende Organe über die Einrichtungen der Nase entledigen können, so daß es in den Organen selbst zu keinem schädlichen Wärmestau kommen kann. Dies setzt aber eine stets gut funktionierende Schleimhaut in der Nase voraus.

Der Feuchtigkeitsgehalt in der Nase beträgt normalerweise im Mittel 50—60 % bei einem pH-Wert des Nasensekretes von 5,5—6,6. Ein solcher Feuchtigkeitsgehalt wird ubiquitär als normal und funktionsgerecht angesehen. So achtet man z. B. in Wohnungen, Museen und dgl. peinlich auf die Einhaltung eines solchen Feuchtigkeitsgehaltes der Luft, damit Möbel usw. nicht Schaden nehmen. Bei Möbeln, besonders bei solchen aus altem, gut getrocknetem Holz, kann man bei zu großer Lufttrockenheit, d. h. bei einem Absinken der Luftfeuchtigkeit unter 50 %, feststellen, daß diese sich verwerfen und reißen. Ein Ähnliches kann man in der Nase, vor allem bei Jugendlichen, die sich noch im Wachstumsalter befinden, beobachten. Hier verziehen sich dann bei anhaltender zu großer Trockenheit in der Nase die Knochenwände der Nase in die Nase hinein, also stets in Richtung auf die Trockenheit zu. Dies be-

53

trifft vor allem die Nasenscheidewand und den Gaumen, der sich bei fortgesetzter Mundatmung zum sogenannten „Hohen Gaumen" verformen kann und dabei dann oft weit in den Nasenbereich hineinragt. Natürlich folgt dann auch der Zahnhalteapparat des Oberkiefers dieser Verformung und es kommt zur Prognation mit all ihren Folgen.

Oft kommt es durch eine Behinderung der Nasenatmung infolge Verlegung oder Verengerung der Luftwege in der Nase zur Mundatmung. So z. B. bei einem akuten Katarrh der Nase mit Anschwellung der Schleimhaut oder bei der Ausbildung von sogenannten Polypen oder anderen Wucherungen in der Nasenhöhle, wie man es besonders bei Kindern im Wachstumsalter als fehlgesteuertes Wachstumsprinzip gehäuft finden kann. Infolge der dann einsetzenden Mundatmung kommt es in der Nase zu Eintrocknungserscheinungen. Die Schleimhäute der Nase werden bei der Ausatmung nicht mehr wie sonst bei der Nasenatmung angewärmt und angefeuchtet. Die Schleimhäute, die des Reizes der Frischluft entbehren, stellen ihre dadurch mitausgelöste Sezernation ein und werden trocken. Die Zilientätigkeit des Flimmerepithels hört nach und nach auf. Der Feuchtigkeitsgehalt der Luft in der Nase und in ihren Nebenhöhlen sinkt weit unter den Normalwert ab. Die formenden Kräfte der feuchteren Umwelt wirken nun auf die knöchernen Wandungen der Nase ein und drücken diese nach innen, wo wiederum die Trockenheit wie ein Sog auf diese Wände wirkt. Haben wir z. B. einen Unterschied in der Luftfeuchtigkeit von der linken zur rechten Nasenhöhle, und dies über längere Zeit hinweg, z. B. bei einseitiger Polypenbildung, dann wird sich mit der Zeit das Septum zur trockenen Seite hin durchbiegen und sich so verformen. Eine bleibende Septum-Deviation ist die Folge.

Sehr bedeutungsvoll sind solche Zustände in ihren Auswirkungen auf den Zahnhalteapparat und auf die Gaumenform. Bei chronisch trockener Nase und bei anhaltender Mundatmung, wie man es gerade bei vielen Kleinkindern beobachten kann, kommt es zur Einbiegung des Gaumendaches nach oben zu den trockenen Nasenhöhlen hin. Gerade bei Kindern, bei denen die knöchernen Elemente noch nicht völlig starr geworden sind und sich noch formen lassen, können die hierbei wirksam werdenden außergewöhnlichen Kräfte zu bleibenden unschönen und funktionsbeeinträchtigenden Verformungen führen. Es kommt dann zum hochstehenden Hohlgaumen mit Verziehen des Zahnhalteapparates im Oberkiefer, zur Progenie und zur Prognathie, zu weiteren Mißbildungen der Kiefer und der Zähne, zur Luxationsbereitschaft des Unterkiefers infolge Fehlfunktion und als weitere Folgen solcher Fehlfunktion zu gewissen Erkrankungen der Speicheldrüsen und der Tonsillen, der Zähne und auch zu weiteren Erkrankungen der Atem- und der Verdauungsorgane.

Auf dem Reflexgeschehen im Nasen-Rachen-Raum basiert der größte Teil der Erfolge der von BALTERS entwickelten Bionator-Therapie zur Normalisierung abwegiger Zahnstellungen und Bißlagen. Mit Wiederaufrichtung der bei diesen Kindern gestörten Mundraumfunktionen, die in der Verbildung der Kiefer und in Stellungsabweichungen der Zähne ihren Ausdruck finden, ändert sich der Mundraum ohne Krafteinwirkung durch Schrauben und Federn in ein normales Verhalten der Zahnreihen zueinander, in einen Raumgewinn der Mund- und Nasenhöhle, wenn das Gerät, der Bionator, ausgiebig und ständig getragen wird.

55

BALTERS stand auf dem Standpunkt, und er äußerte diesen sehr oft, daß ein Mensch mit einem Mundloch, also einer gestörten Nasenatmung, für einen Dauererfolg nicht kieferorthopädisch erfolgreich behandelt werden kann. Die Mundatmung legt einen großen Teil von Reflexen der Nase lahm. Es fehlt bei ihr die normale Belüftung der Nebenhöhlen, die Erregung der Reizzonen der Nasenschleimhaut und es kommt zu einer Verminderung der Riechfähigkeit, zu Störungen in der Funktion des Flimmerepithels und schließlich zu dessen Atrophie und zu einer Trockenheit des Nasenraums.

Man kann Kinder und etwas schwerer Erwachsene mit Erfolg zu einer Nasenatmung erziehen. Schwellungen des lymphatischen Rachenringes lassen sich erfahrungsgemäß mit Übungen der Nasenatmung, Massagen der oberen Luftwege, Ernährungsänderung und Anwendung der Lymphdrainage mit Gebrauch der Bierschen Saugglocke segensreich beeinflussen.

Der Bionator fördert den Mundschluß, erzieht zur Nasenatmung und macht aus den Kindern geschlossene Persönlichkeiten (nach PRANSCHKE).

Die konservative Kieferorthopädie versucht mit mechanischen Hilfsmitteln wie Bänder und Bogen, Federn, Schrauben, Drähten und Klammern diese Verformungen aufzuhalten und zu bessern, wobei den Kindern seelisch-körperlich, den Eltern finanziell auf sehr lange Zeit viel zugemutet wird. Es gibt aber naturgemäß eingestellte und vernünftig denkende Zahnärzte, die auf alle diese mechanischen Hilfselemente verzichten und rein dynamisch über ein Anfeuchten der Luft im Naseninnern, Förderung der Speichelbildung und durch gelenkte Atmung (ggf. nach operativer Entfernung von Nasenwucherungen) und damit Freilegung der bislang verengten

Luftwege arbeiten und so den betreffenden Kindern leicht und schmerzfrei Hilfe bringen. Das Wiederingangsetzen der normalen Nasenatmung in einer normal feuchten Nase setzt dann wieder ebenso erstaunliche außergewöhnliche bio-dynamische Kräfte frei, die dann wieder die schon begonnenen Verformungen rückgängig machen. Die hierbei erzielten Erfolge sind wirklich erstaunlich. Sie betreffen nicht nur die Verformungen in der Mundhöhle und am Zahnhalteapparat, sie wirken sich auch auf die Schädelgestalt aus, sie bewirken eine orthostatisch richtige Aufrichtung des ganzen Körpers, wie auch eine im Röntgenbild zu kontrollierende deutliche Ausweitung der Lungen bei gleichzeitiger Abnahme der Herzgröße (NEUGEBAUER).

Hier darf vor allem auf die so einfache und doch so wirksame Methode nach BALTERS hingewiesen werden: Man nehme zwei nicht zu kleine, nicht zu große Wattebäusche (so groß, daß eines je ein Nasenloch gut bedecken kann) und tränke beide unter der Wasserleitung mit frischem Wasser. Alsdann befreie man die Wattebäuschchen durch ein recht kräftiges ruckartiges Ausschleudern von einem Übermaß an Wasser, so daß sie nur noch gut feucht sind. Man trete von hinten an den sitzenden Patienten heran und halte ein Wattebäuschchen so vor das eine Nasenloch, daß die feuchte Watte überall gut und locker anliegt. Dann verschließe man das andere Nasenloch von unten her (an der Basis) durch einen freien Finger oder Daumen der anderen Hand. Man vermeide zum Schließen des Nasenloches immer den Druck von der Seite auf die Nüstern! Der Kranke wird aufgefordert (und man hat es ihm schon vorgemacht!), alsdann einmal mit einem kräftigen Ruck einzuatmen bei geschlossenem Mund. Bei diesem „Einatmungsruck" durch die Nase wird dann aus der feuchten Watte, die locker vor dem Nasenloch liegt, eine gewisse Menge Feuchtigkeit in die betreffende Nasenhöhle eingesaugt und feuchtet dort als Wasserdampf die Schleimhäute an. Dann verfährt man genau so mit dem anderen Nasenloch. Man kann diese einfache und wirklich sehr preiswerte Behandlung 3—5mal am Tage wiederholen. Eltern und Angehörige, ja die kranken Kinder selbst, können sie recht rasch erlernen und selber ausführen. Dazu gehört das strikte Verbot der Mundatmung! So gelingt es in relativ kurzer Zeit, die normale Luftfeuchtigkeit in der Nase wieder herzustellen, der dann die Rückbildung aller Verformungen von selber folgt.

Die Kranken geben sofort nach dieser Anwendung ein Gefühl der Frische, vor allem auch der geistigen Frische an, auch das Sehvermögen bessert sich. Kinder (und Erwachsene) mit aufgehobener Nasenatmung und trockener Nase sehen oft dümmlich aus und werden auch mit der Zeit dumm und geistig unregsam, da die normale Belüftung der Nasenhöhle, der Nasennebenhöhlen und der benachbarten und beteiligten Hirnteile fehlt.

Ähnliches kann man erfahren, wenn man selbst längere Zeit am Steuer eines Kraftwagens sitzt oder in einem Vortrag oder Konzert in einem warmen trockenen Raum sitzt und, wegen Eintrocknung der Nase, dem Vortrag oder der Musik nicht mehr folgen kann oder am Steuer des Wagens zum Eindösen oder gar zum Einschlafen neigt. Dann hilft man sich rasch, da man weder Watte noch frisches Wasser zur Verfügung hat, mit etwas Speichel, den man zwischen Daumen und Zeigefingerspitze in die Nasenlöcher unauffällig einbringt unter gleichzeitigem mäßig-kräftigem ruckweisem Einziehen der Luft in die Nase. Sofort verspürt man für eine Zeitlang ein Gefühl der Frische, bessere geistige Tätigkeit und bemerkt auch oft ein besseres Seh- und Hörvermögen. Diese Selbstbehandlung kann man bequem und auch recht unauffällig von Zeit zu Zeit wiederholen, bis man bessere Möglichkeiten hat. Auch ein bei solchen Gelegenheiten gerne auftretender meist reflektorisch ausgelöster und oft sehr quälender Hustenreiz läßt sich so rasch beheben. Es gibt in der Nasenhöhle einige Reflexstellen, über die man reflektorisch einen Husten, meist einen quälenden Kitzelhusten, auslösen kann, so durch besondere Reizung mechanischer Art, durch die Einwirkung ätherischer Öle, aber auch durch Eintrocknen der Schleimhaut.

Diese Wirkung eines einfachen Wassertropfens für Wohlbefinden, Körperbau und Körperfunktion und für die geistige Tätigkeit erscheint mir so beachtlich, daß diese Behandlung, für deren Kennenlernen ich besonders Professor BALTERS auf den Tagungen der seinerzeitigen „Arbeitsgemeinschaft für Erfahrungsheilkunde" danke, an dieser Stelle besonders erwähnt werden soll.

Über den schon erwähnten pH-Wert des Nasensekretes läßt sich noch einiges andeuten. Viel wäre hier noch zu erforschen. Verschiebt sich der pH-Wert nach der sauren Seite, kommt er also unter die Kennzahl 5, so geht dies konform mit einer Verminderung der körperlichen Leistung, dies haben vor allem sportphysiologische Untersuchungen gezeigt (JAKOBI, PFAU). Eine solche Störung des Säure-Basen-Gleichgewichtes läßt sich so erklären: Eine Einengung der Nasenhöhlen z. B. durch Septumdeviation oder Muschelschleimhauthyperplasie, führt zur eingeschränkten Ventilation mit primärer Anhäufung von CO_2 im Blut. Diese Anhäufung von CO_2 im Blut bedingt wiederum eine Säuerung und einen

Abfall des osmotischen Druckes im Blutplasma. Dies wieder führt zu einer Aufquellung von Körperzellen, die dann eine mehr saure Reaktion annehmen. Dies hat dann wiederum eine davon abhängige Leistungsminderung zur Folge, die sich im Herzmuskel wie auch in der Skelettmuskulatur usw. auswirken kann.

Es wurde schon angedeutet, daß sich eine Eintrocknung der Nasenhöhlen nicht nur in der Nase selbst und in der Mundhöhle auswirken kann, ebenso wie umgekehrt eine geeignete Therapie zur Wiederherstellung der normalen Luftfeuchtigkeit in der Nase. Zu solcher Therapie gehören auch: die Inhalationstherapie, der Aufenthalt vor Gradierwerken, das Baden in der offenen See. Die genannten Auswirkungen können zunächst auch den Schädel, insbesondere den Gesichtsschädel betreffen. Wir finden dann eine mehr oder weniger deutliche Asymmetrie beider Gesichtshälften, flachere Ausbildung der einen Wange, Zurücktreten der einen Orbita oder gar eine tiefere Lage des einen Auges in der Orbita der einen Seite, Enge der Lidspalte und noch mehr, auf der Seite der trockenen und verstopften Nasenhälfte. ZUCKERKANDL führt alle diese Erscheinungen auf eine durch die Austrockung und Verlegung einer Nasenhöhle entstehende ungleiche Größe der Kieferhöhle, vielleicht auch anderer Nebenhöhlen, zurück. Die Nebenhöhlen nehmen an der Austrocknung ihrer Nasenhaupthöhle natürlich teil und verkleinern sich ebenso wie die Nasenhöhle durch den osmotischen Druck der sie umgebenden Körperteile und durch den Überdruck der äußeren Atmosphäre.

Auch die traumatische Verbiegung des Septum nasi in der Zeit des Wachstums kann eine Verkleinerung der einen Kieferhöhle mit ihren Auswirkungen auf die Ausformungen des Gesichtes zur Folge haben. Das Septum stemmt ja die gegeneinanderwachsenden Teile des Oberkiefers und der Schädelbasis wie ein Strebepfeiler auseinander. Wird das Septum nun verbogen, sei es durch Trauma oder durch Eintrocknen und Verlegung der einen Nasenhöhle, dann rücken die Teile, die sich auf der der Verbiegung entsprechenden Seite befinden, aufeinander los, was eine Abflachung, Verformung oder mangelhafte Ausbildung der betreffenden Gesichtshälfte zur Folge hat, je nach dem Zustand des mehr oder weniger vollendeten Wachstums (ZIEHM). Durch Veränderung der Augenhöhle kann es infolge muskulärer Fehlfunktion (z. B. der Mm. recti interni) zu Sehstörungen wie Asthenie, Strabismus und Astigmatismus kommen.

Da der Kopf eines Neugeborenen an Größe und Gewicht mehr als $^1/_4$ des ganzen Körpers ausmacht, leuchtet es ein, daß die Mehrbelastung einer Körperhälfte durch einen asymmetrischen Schädel durchaus eine Verkrümmung der Wirbelsäule nach sich ziehen kann. Am Beginn einer solchen weitreichenden Schädigung steht stets die Verlegung und Austrocknung einer Nasenhöhle. Diese rechtzeitig zu erkennen und mit geeigneten und nicht schädigenden Mitteln sogleich im Anfang der Schädigung zu behandeln, muß eine der Aufgaben ärztlicher und mütterlicher Fürsorge werden.

Auf die Bedeutung der Nase und ihrer Nebenhöhlen für die Funktion als Geruchsorgan, für die Augen und für das Gehörorgan war schon hingewiesen worden, desgleichen auf die Bedeutung für die Sprache und Resonanz derselben. Aufmerksamen Beobachtern wird nicht entgehen, daß die Dialektbildung in allen Sprachen von der Nasenfunktion und insbesondere von der Nasenatmung abhängig ist. Es gibt viele Dialekte, deren Abhängigkeit von nasaler Sprache bei verengten Nasenwegen deutlich und im ganzen dazugehörigen Volkskörper zu beobachten ist. So wird nach BEVERLY-ROBINSON der typisch nasale Beiklang des amerikanischen Englisch erklärt durch das in Amerika sehr häufige Vorkommen von chronischem Schnupfen mit Hypertrophie der Muschelschleimhaut.

VOLTOLINI nannte die Nase das Organ der Kritik: man neigt dazu, sie unbewußt kritisch zu rümpfen. Jede Kritik beruht aber auf dem Prinzip des Gegensatzes, also der Negation. In diesem Zusammenhang erscheint es recht interessant, daß in vielen Sprachen der Welt nicht nur das Wort für die Nase mit einem „N" beginnt, sondern auch das negierende Wort nein fängt in fast allen Sprachen mit einem „N" an.

Nach anthroposophischer Ansicht tritt in den Nasennebenhöhlen der Atmungsprozeß zum Gehirn, zum Gefühlsleben und zum Denken in Beziehung. In diesen Nebenhöhlen zieht sich das Blut zurück, die dortigen Schleimhäute sind bekanntlich gefäßarm, und auch Lymphorgane finden sich nur wenige. Die Luft wird in diesen Nebenhöhlen im Vergleich zu den sonstigen Atmungsorganen nur wenig bewegt. Die physische Bewegung der Lungenflügel im mittleren Menschen metamorphisiert sich hier im oberen Menschen ins Geistige, „die Seele erhebt sich zum Gedankenflug". Die Stirnhöhlen, die sich aus der Nasenwurzel zur Seite hin wie Flügel entfalten, entsprechen den Lungenflügeln. Daß dabei deren physische Bewegtheit hier einem Zur-Ruhe-Kommen entspricht, kann als eine Gesetzmäßigkeit des Lebens betrachtet werden. Bei einer Entzündung der Nebenhöhlen wird die Tätigkeit des Blutes gesteigert, es kommt in den Schleimhäuten zur vermehrten Durchblutung, zur serösen Durchtränkung und zu gesteigerter Lymphtätigkeit. Dadurch wird aber der Gedankenflug behindert. Dadurch, daß Seele und

Ich im Entzündungsgeschehen physisch gebunden sind, können sie sich nicht frei und vollständig entfalten. Das Denken wird unklar, illusionär und oft halluzinös, das wunscherfüllte oder gar triebhafte Leben des Blutes drängt in die Gedankenbildung.

Das Denken wird nach R. STEINER auch dadurch beeinträchtigt, daß zu wenig oder zuviel Schleim im Kopf (d. h. in dem Höhlensystem der Nase!) ist. STEINER spricht in diesem Zusammenhange von einer Kraft, die im Kopf fortwährend Kristalle bilden will. Dieser Kristallisationstendenz verdanken wir die Wachheit und Klarheit unseres Denkens. Man kann diese Kristallisation als Teil eines Aussalzungsprozesses ansehen: Die Materie fällt zurück und kristallisiert aus, Seele und Geist erheben sich zur freien Tätigkeit. Bei Verminderung des Nasenschleimes infolge Austrocknung der Nasenräume oder bei Hypersekretion von Schleim z. B. bei Katarrh wird die Kristallisation gestört und das Denken behindert (nach R. TREICHLER).

Lokalisationen und Indikationen

Die Betrachtungsweise von FLIESS und KOBLANCK und deren Schule war empirisch-analytisch. Sie fanden an der Nasenscheidewand und an den Nasenmuscheln, vor allem im Bereich der beiden unteren Muscheln, bei der Inspektion gegen die Umgebung anders gefärbte kleine Bezirke. Diese Untersuchungen konnten nur bei natürlichem Tageslicht durchgeführt werden. Nach Kokainisierung solcher Stellen, die auch oft auf den Sondendruck hin schmerzhaft reagierten, schwanden in kurzer Zeit bestehende Fernleiden, insbesondere im genitalen Bereich. Erst später wurden auch Fernleiden anderer Organgebiete mit der Nase in Zusammenhang gebracht. Diese von der Nase aus zu beeinflussenden Fernleiden wurden symptomenarm oder schmerzfrei, solange die anästhesierende Wirkung des Kokains anhielt. Dann traten sie wieder in Erscheinung. Nach Verätzen mit Trichloressigsäure oder nach Elektrokoagulation oder Elektrolyse (nach vorheriger Anästhesierung) aber konnten oft solche Fernleiden auf Dauer geheilt werden. Dies gelang auch oft nach operativer Abtragung von kleinen Knochenauswüchsen am Septum oder an den Muscheln, wie sie sich dort durch chronische oder gehäufte Infekte gebildet hatten. Oft aber auch führten diese therapeutischen Bemühungen zu Mißerfolg, weil man die Bedeutung solcher Stellen ("Lokalisationen") und auch die lokalisierte Therapie falsch einschätzte. Dadurch kam es dann wieder zu kritischen Äußerungen an der ganzen Lehre.

Die von FLIESS-KOBLANCK und deren Schule inaugurierte und betriebene Behandlung wird immer ihre Bedeutung haben, vor allem bei bestimmten chronischen Krankheiten und in der Hand erfahrener Spezialisten. Wir halten es aber für notwendig, einen großen Teil der Praktiker für eine nasale Reflex-Therapie zu gewinnen. Dazu gehen wir von anderen, weitergehenden Überlegungen und Beobachtungen aus und versuchen, diese mehr in einer empirisch-rationellen und synthetischen Betrachtungsweise zu vereinen.

Eine Brücke dazu bietet LEPRINCE mit seinen anatomisch-physiologischen Hinweisen auf bestimmte zonale Abhängigkeiten. Er entwickelte die Lehre weiter von der punktuellen zur zonalen nasalen Reflex-Therapie. Wir benutzen seine Hinweise auf das Bestehen von bestimmten und noch zu besprechenden Reflex-Zonen in der Nase mit für die Erklärung der oft frappanten Fernwirkungen der nasalen Reflex-Therapie auf bestehende chronische Leiden und Krankheiten. Dabei sind wir uns aber bewußt, daß die von FLIESS angegebenen Reflex-Punkte in diesen „Zonen" folgerichtig eingeordnet sind. Über diese Reflex-Zonen (nach LEPRINCE) hinaus aber richten wir unser Augenmerk auch auf die affizierten Nebenhöhlen der Nase und deren Nachbarschaft zu anderen Organen und zu wichtigen Teilen des Gehirnes und seiner Umhüllungen. Dies gelingt uns durch die Einwirkungen der ätherischen Öle und deren Dämpfe eben in den Nebenhöhlen der Nase. So gelangen wir zu einer mehr und mehr komplexen und umfassenden Therapie über die Nase im Rahmen einer Ganzheitsbehandlung des Menschen, wobei uns der physische und der psychische Mensch gleich wertvoll sind.

Im deutschsprachigen Raum war es eines der Verdienste von STIEFVATER, auf LEPRINCE und seine Zonenlehre hingewiesen zu haben. Ein weiteres Verdienst von ihm war es, diese Therapie weiterentwickelt und gefördert zu haben. STIEFVATER als universeller therapeutischer Geist gehörte auch mit zu jenen 4 Ärzten, die 1961 versuchten, diese Behandlungsweise vor dem Vergessen zu bewahren.

Im Jahre 1929 berichtete der Spanier ASUERO von aufsehenerregenden Heilerfolgen bei den verschiedensten Krankheiten durch Kauterisation bestimmter Stellen in der Nase, analog zu den Erkenntnissen von FLIESS. In seinem Sinne äußerten sich ebenfalls BONNIER und LAYNA SERRANO. Unter Anführung von ASUERO stellten sie ein recht phantastisches Schema wichtiger Punkte im Naseninneren auf. LEPRINCE, der schon vorher hypersensible Stellen in der Nasenschleimhaut behandelt hatte, wurde durch die spanischen Veröffentlichungen zu einer kritischen Arbeit über das ganze Gebiet angeregt. Er erkannte in der Nase, vor allem im Bereich der unteren und der mittleren Muschel, 4 Zonen von topographisch-therapeutischem Interesse. Er beobachtete ferner, daß, wenn diese Zonen hypersensibel waren, zugleich eine Dilatation des Sphinkters in der Iris des Auges der gleichen Seite auftrat. Diese Pupillen-Reaktion, die nur bei Arteriosklerose nicht auftrat, war für ihn stets das Signal zum therapeutischen Eingreifen über die Nasenschleimhaut.

Die 4 Reflex-Zonen nach LEPRINCE und STIEFVATER stehen mit den großen vegetativen Nervenzentren des Körpers in reflektorischer Verbindung. Dies erinnert uns an den Ausspruch von KOBLANCK, daß die Nase für ihn das Reflexorgan des sympatischen Nervensystems sei. Diese Verbindung zu den Zentren des Vegetativums ergibt zugleich einen Katalog von Indikationen, geordnet nach dem Wirkbereich eben dieser vegetativen Zentren. Wir brauchen diesen Katalog nur noch um die von den Nebenhöhlen und ihren Nachbarschaften und um die vom broncho-pulmonalen Raum abhängigen Indikationen zu bereichern, um die ganze Skala unserer therapeutischen Möglichkeiten bei der nasalen Reflex-Therapie mit ätherischen Ölen zu überblicken.

Nach LEPRINCE-STIEFVATER unterscheiden wir folgende Zonen mit ihren Beziehungen (Abb. 4):

1. Die Zone pelvienne oder die Beckenzone

Wir finden sie am Kopf der unteren Muschel. Sie steht in Verbindung zum Ganglion mesenteriale inferior, von dem die Organe: Uterus, Ureteren, Ovar, Testes, Blase, Analgegend und deren Schließmuskeln abhängig sind. Diese 1. Zone nennen wir in Erinnerung an den Initiator dieser Betrachtungsweise die „Fliess'sche Zone". Wir haben damit folgende Indikationen für die Therapie zu verzeichnen: Alle Blasenstörungen, Incontinentia urinae, Hämorrhoiden, Analekzem, alle Regelstörungen wie Amenorrhoe, Dysmenorrhoe, Menorrhagie, Metrorhagie, klimakterische Gefäßkrisen und alle urogenitalzirkulatorischen Symptome überhaupt wie auch Fertilität und Impotenz. Über die Impotenz als Folge von allgemeiner Streßüberlastung und auch als Folge eines anhaltenden nasalen Stresses und über deren Behandlung über die Nase („Streß contra Streß") berichten übrigens LANDRY und STICHLER.

2. Die Zone solaire oder die Leibzone (Solarplexuszone)

Wir finden sie am mittleren Teil der unteren Muschel. Sie steht, wie schon ihr Name aussagt, in Verbindung mit dem Solar Plexus und nimmt somit Einfluß auf die Organe: Magen, Darm, Leber, Galle, Pankreas usw. Dementsprechend haben wir folgende

67

Indikationen: Alle Erkrankungen des Magen-Darm-Bereiches als da sind Entzündung, Ulkusbildung, funktionelle Störung und Neigung (!) zu maligner Entartung in diesem Bereich. Weiter Obstipation und Neigung zu Durchfällen. Das gleiche gilt für die Bereiche Leber, Galle und Pankreas. Alle diese Störungen können wir zusammenfassend als Digestiv-Sympathosen bezeichnen.

3. Die Zone cervicale oder die Kopfzone

Wir finden sie am inneren-hinteren Ende der unteren Muschel. Es besteht eine vegetative Beziehung von dieser Zone zum Ganglion cervicale superior und zu den davon abhängenden Organen und Dysfunktionen. So erweitert sich der Indikationskatalog um folgende Krankheiten: Fast alle Augenkrankheiten, vor allem ist das beginnende Glaukom zu nennen. Erkrankungen des äußeren und des inneren Ohres mit Schwerhörigkeit, Ohrensausen (??), Ohrengeräusche (sofern sie nicht sklerotischer Natur sind), Schwindel, Angstgefühle, Kopfschmerzen aller Art (sofern sie nicht organbedingt sind wie z. B. Stirnkopfschmerz bei Magenerkrankung, Scheitelkopfschmerz bei Nierenerkrankung usw.). Schließlich ist die Migräne als eine sehr wichtige Indikation zu nennen. Allgemein kann man von Zervikal-Sympathosen sprechen.

4. Die Zone pulmonaire oder die respiratorische Zone

Ihre Lokalisation ist der Kopf der mittleren Muschel. Sie steht in Verbindung zum Plexus pulmonalis des vegetativen Systemes und die davon abhängigen Organe sind vor allem die Bronchien, die Lungen und das Zwerchfell. Entsprechend sind die Indikationen: Alle Erkrankungen der Atmungsorgane, insbesondere chronische Bronchitis, spastische Bronchitis, Asthma bronchiale und Lungen-Emphysem; Neigung zur Infektanfälligkeit in diesen Organen. STIEFVATER nennt den ganzen Komplex auch die respiratorischen Sympathosen.

Es fällt auf, daß die meisten Reflex-Zonen im Bereich der unteren Muschel lokalisiert sind. Unter und über der unteren Muschel finden wir die Öffnungen der meisten Nebenhöhlen der Nase. Bei der nasalen Reflex-Therapie sind diese Zonen leicht zu erreichen, wobei man gleichzeitig Einfluß auch auf die Nasennebenhöhlen nehmen kann. Durch eine ausreichende nasale Reflex-Therapie mit ätherischen Ölen lassen sich reflektorisch über das Vegetativum chronische und auch akute Krankheitszustände und Leiden im Rahmen der genannten Indikationen gut, sicher, rasch und gefahrlos behandeln. Und das ist bekanntlich eine Forderung, die man an jegliche Therapie in der Medizin zu stellen pflegt.

Zur Technik der Behandlung

Die nasale Reflex-Therapie mit ätherischen Ölen ist leicht auszuführen. Es gehört vor allem eine bestimmte Sicherheit des Behandlers dazu und ein notwendiges Fingerspitzengefühl. Das Gerät, der Watteträger, soll stets mit leichter Hand geführt werden.

Vor der 1. Behandlung sollte man jedes Naseninnere wenigstens mit dem Spekulum eingehend untersuchen und betrachten. Dabei finden sich oft zu beachtende Abweichungen von der „Norm" im anatomischen Aufbau und auch in Hinsicht auf die Schleimhäute. Diese sind dann oft von besonderem Interesse für den Behandler.

Der Kranke soll auf einem Stuhl mit Rückenlehne Platz nehmen. Gut ist es, wenn er sich mit der linken Hand irgendwo festhalten kann, das beruhigt ihn und lenkt ihn ab. Taschentücher oder Zellstoffplatten zum Nasenschneuzen werden reichlich gebraucht und sollen in genügender Menge bereitliegen. Ein Gefäß oder dergleichen zum gelegentlichen Hineinspucken sollte auch bereitstehen, es könnte u. U. gebraucht werden. Der Behandler tritt am besten von rechts hinten an den Kranken heran und bettet dessen Kopf zart zwischen seinen Oberarm und Brustkorb, ohne dabei, wie es leicht geschieht, den Hals des Kranken zu umfassen oder von vorn zu berühren. Durch diese Lagerung hat der Kranke das beruhigende Gefühl, gut geborgen zu sein. Dazu kann er nunmehr mit dem Kopf keinerlei störende oder gefährdende Bewegungen vollführen. Beides ist für die Behandlung notwendig und wichtig. Kommt der Behandler mit seiner Hand dabei an den Hals des Kranken, so erzeugt dies oft ein unangenehmes Gefühl der Beklemmung und beunruhigt den Kranken.

Der Kopf des Kranken soll mehr senkrecht nach vorn und nicht nach hinten gehalten werden, da sonst das Öl zu leicht in den Rachen und in die Luft- oder Speiseröhre laufen kann. Dies ist zwar ungefährlich aber doch recht lästig und oft unangenehm für den Kranken, ganz besonders natürlich bei Reizung der Luftröhre! Wird der Kopf aber steiler gehalten, so läuft ein eventueller Überfluß des Öls mehr nach vorn-unten zu den Nasenlöchern ab.

Des weiteren wird der Kranke energisch und streng (!) ermahnt, seine Hände nicht vom Schoß hochzuheben. Tut er dies trotzdem unter der Behandlung, so muß man bereit sein, diese sofort zu unterbrechen, um Verletzungen zu vermeiden. Immer wieder neigen die Patienten zu manuellen Abwehrbewegungen während der Behandlung und gefährden sich dadurch sehr, da sie die Situation nicht übersehen und so die Sonde in die Nase hineinstoßen können. Jedesmal, wenn der Kranke versucht, die Hände zu erheben, erneuert man den Befehl „Hände runter!“, des weiteren ermahnt man den Kranken unter der Behandlung immer wieder im mehr oder minder sanften Befehlston, die Augen zu öffnen und durch die Nase zu atmen. In der gewissen Situation, in der sich Arzt und Patient bei dieser Behandlung befinden, sind Bitten und dergleichen unwirksam, hier helfen nur klare Befehle! Und dies nur zum Wohle des Kranken.

Der Behandler hat dann rechts neben sich auf einem Tisch seine Utensilien bequem zum Ergreifen und Benutzen liegen. Er benötigt zur Behandlung zunächst metallene Watteträger von 18—20 cm Länge, die recht schlank sein sollen. Vorne sollen sie zum

Aufdrehen der Watte entsprechend aufgerauht sein, und hinten am Griffende sollen sie einen möglichst eckig oder unrund geformten Handgriff haben, damit man diese Watteträger ohne jeglichen Kraftaufwand leicht führen und drehen kann. Die Aufrauhung für die Watte soll nicht zu fein sein, da man dann die Watte nach einer Behandlung nicht bequem wieder vom Watteträger lösen kann. Schlechte Watteträger sind auch solche, die die Watte nicht oder nur schlecht fassen und festhalten. Die Watte soll auch nicht zu locker am Watteträger sitzen, damit sie sich nicht während der Behandlung in der Nase von diesem löst und in der Nase steckenbleibt. Geschieht aber einem mal dies Mißgeschick, daß man den Watteträger leer aus der Nase herauszieht und die Watte in der Nase verbleibt, so ist dies noch kein Unglück: Man läßt den Kranken kräftig schnauben und fördert so die Watte meist leicht wieder an das Tageslicht. Nur selten sieht man sich genötigt, den Wattepropf mit Hilfe eines Nasenspekulums und einer gebogenen kleinen Pinzette aus der Nase herauszuziehen. Auf keinen Fall soll man die ölgetränkte Watte in der Nase liegen lassen, um eine zu starke Reizung der Nasenschleimhaut zu vermeiden. Es ist auch immer gut, noch einige andere Watteträger bereit zu haben. Die Watteträger sollen dort wo die Watte aufgedreht wird kein zugespitztes Ende haben, um Verletzungsmöglichkeiten auszuschalten.

Dann benötigt man etwas normale weiße Verbandswatte. Von dieser entnimmt man eine kleine Menge und dreht sie mit Hilfe der Finger der anderen Hand so auf den Watteträger auf, daß dieser genügend gepolstert ist, aber das Wattepolster nicht zu dick wird. Viele Nasengänge sind recht eng und man kann dort mit dicken Wattebäuschchen therapeutisch nichts erreichen. Das aufgedrehte Watteröllchen soll vorne etwa ¹/₂ cm das Ende des Watteträgers überragen, um so einen Schutz vor ungewollten Verletzungen zu bieten, wenn man irgendwo im Naseninneren gegen eine Muschel, Wandung oder Wucherung anstößt.

Einige größere Zellstofftupfer oder dergleichen benötigt man noch um die gebrauchten Watteröllchen appetitlich von dem Watteträger zu lösen, und eine Schale, in die man den Abfall hineintut.

Endlich benötigt man noch das zur Behandlung notwendige Fläschchen mit dem Nasen-Reflex-Öl. Diese Flasche enthält eine wohlausgewogene Mischung verschiedener ätherischer Öle, die sich für eine wirksame und doch recht schonende nasale Reflex-Therapie besonders eignet. Man kann das Öl auf die Watte des vorbereiteten Watteträgers auftropfen oder aber, und dies ist bequemer und mehr zu empfehlen, man taucht den armierten Watteträger mit der Watte kurz von oben her in die Ölflasche und in das Öl ein, so daß sich die Watte vollsaugen kann. Einmal benutzte Watte wird nicht wieder benutzt, sondern gewechselt und weggetan.

Dann sollte noch zur Nachbehandlung eine mit ätherischen Ölen angereicherte Vaseline (Nasen-Reflex-Salbe) bereitliegen. Mit dieser Salbe oder Vaseline wird als Abschluß einer Behandlung ein wieder mit Watte armierter Watteträger eingerieben und damit eine Nach-Massage des Nasen-Inneren (wie sie noch beschrieben wird) durchgeführt.

Zu guter Letzt sollte noch ein Döschen normale Vaseline bereitstehen. Viele Patienten haben eine empfindliche Haut oder bekommen unter der Behandlung eine gereizte Haut an der Oberlippe. Dies kann recht schmerzhaft sein und u. U. dem Kranken die Behandlung, die schon so für ihn nicht angenehm ist, verleiden. Es empfiehlt sich, vor der Behandlung die Oberlippe und die Basis der Nase mit den Nasenlöchern leicht mit dieser Vaseline einzufetten.

Nun kommen wir zur eigentlichen Behandlung. Der Kranke sitzt in der schon beschriebenen Weise ruhig, gefaßt und gottergeben da. Der Kopf wird mit sanfter Gewalt fest zwischen Arm und Brustkorb des Behandlers gehalten, die erforderlichen Befehle: die Hände stets unten zu lassen, die Augen zu öffnen und durch die Nase zu atmen, sind gegeben. Die rechte Hand des Behandlers erfaßt den vorbereiteten Watteträger und führt ihn in ein Nasenloch ein mit der Watte voran. Ich probiere immer zunächst einmal das linke, dann das rechte Nasenloch, um zu sehen, welche Nasenhöhle am durchgängigsten ist. Mit dieser fange ich dann die Behandlung an, das gibt dem Kranken zugleich das beruhigende Gefühl der Sicherheit am Anfang der Behandlung „alles ist in Ordnung".

Der Watteträger wird an seinem Handgriff etwa wie ein Schreibgerät oder ein Geigenbogen so zwischen Daumen, Zeigefinger und Mittelfinger gehalten, daß er zwar leicht zu dirigieren und zu bewegen und auch zu drehen ist, doch beim geringsten Widerstand, bei dem kleinsten Störmanöver des Kranken, leicht und ohne ein Hindernis zu finden durch die Finger gleiten kann, so daß alle Arten von möglichen Verletzungen vermieden werden. Wie gesagt, es gehört einiges Fingerspitzengefühl dazu, wie überhaupt in der Medizin. Wer sein Gerät männlichfest wie einen Forkenstiel umfaßt, der sollte dann auch von Berufs wegen mit der Forke arbeiten und nicht Therapie am Menschen betreiben wollen.

Wenn nun im folgenden von „Nasengängen" gesprochen wird, so soll man sich doch darüber klar sein, daß hier nicht die anatomischen Nasengänge unter den Muscheln gemeint sind. Diese sind ja auch für die eingeführte Sonde (Watteträger) nicht zugänglich, es sei denn, man beschädigt dabei mit Gewalt die Muscheln. Diese recte bezeichneten „Nasengänge" unter den Muscheln können wir bei der Ausführung unserer therapeutischen Maßnahmen, eben der endonasalen Massage, völlig unberücksichtigt lassen. Sie werden aber in der Folge der Behandlung von ätherischen Ölen und ihren Dämpfen beeinflußt. Was wir hier in den nachfolgenden Ausführungen als „Nasengang" bezeichnen und meinen, ist der der endonasalen Massage zugängliche Raum zwischen der Nasenscheidewand und den Muscheln, die durch ihre Vorwölbungen 3 Massagewege, eben die hier aufgeführten Gänge, bilden. Sie bieten sich dem massierenden Watteträger als quasi 3 Wege in das Innere der Nase an und werden auch so benützt. — Diese Erklärung erscheint notwendig, um fachkundigen Einwänden vorzubeugen.

Von einem Facharzt für Hals-Nasen-Ohrenleiden wurde angeregt, die Behandlung nicht, wie hier dargestellt, beginnend mit dem 1. und dann über den 2. zum 3. Nasen-Massagegang durchzuführen, sondern gerade umgekehrt, mit dem 3. Massageweg zu beginnen und dann mit dem 1. zu enden, da es so weniger Komplikationen geben könne. Doch habe ich bei der Art meines Vorgehens nie eine gravierende Komplikation gesehen.

Nun fährt man mit dem Watteträger in den oberen Nasengang hinein und diesen entlang, bis man am Ende desselben auf Widerstand stößt. Den ersten oder oberen Nasengang findet man, wenn man den Watteträger mit der ölgetränkten Watte daran in etwa parallel zum Nasenrücken in der Nasenhöhle nach oben-hinten führt. Hat man das obere

Ende des Nasenganges erreicht, so führt man den Watteträger in diesem Nasengang leicht etwas hin und her, dabei kann man ihn auch noch etwas hin- und herdrehen. Dadurch wird eine intensive und doch sehr zarte Massage des oberen Nasenganges ausgeführt. Diese Massage soll gut 2—3—5 Minuten durchgeführt werden.

Alsdann sucht man, wieder vom Naseneingang her, den mittleren oder 2. Nasengang auf. Man findet ihn, wenn man die Spitze des Watteträgers etwa auf den obersten Halswirbel oder auf das Hinterhauptsloch zu führt, bis man wieder am Ende des mittleren Nasenganges einen Widerstand verspürt. Nun wird hier im mittleren Nasengang wieder die endonasale Massage durch leichtes Hin- und Herführen und -drehen des Watteträgers für 3—5 Minuten ausgeführt.

Endlich behandeln wir den unteren oder 3. Nasengang. Wir führen den Watteträger wieder vom Naseneingang her so, daß wir in Richtung auf den 7. Halswirbel zu gehen. Dazu müssen wir das Griffende des Watteträgers etwas anheben. Auf halbem Wege werden wir oft einen kleinen Widerstand verspüren, um den wir dann durch weiteres Anheben und Seitlichkippen des Handgriffes den Watteträger herumführen. Es ist oft so, als wenn es „um eine Ecke herum" geht. Der 3. Nasengang hat kein festes Ende, er öffnet sich nach hinten-innen durch die Choanen zum Rachen hin. Gerade die Massage der Choanen ist, neben der Massage des ganzen 3. Nasenganges, von großer Wichtigkeit. Wir werden also hierfür oft etwas mehr Zeit aufwenden als für die beiden anderen Nasengänge.

Nach der Behandlung einer Nasenseite wird der Watteträger aus der Nase herausgenommen, die Watte gewechselt und neu mit Öl getränkt. Dann verfährt man auf der anderen Nasenseite genauso und, vor allem im unteren Nasengang, entsprechend spiegelbildlich.

Oft wollen die Kranken während der Behandlung diese unter allen möglichen Vorwänden unterbrechen, da sie ihnen gewiß unsympathisch ist. Sie behaupten, sie müßten brechen, niesen, sich schneuzen, sie bekämen keine Luft, sie müßten ausspeien und dergleichen mehr. Oft klagen sie, daß etwas Öl den Rachen herunterläuft in die Speiseröhre hinein usw., was ja völlig unschädlich ist, da man ja das Öl auch innerlich anwenden kann. Durch alle diese Behauptungen, die oft wild entschlossen und gestikulierend, oft mehr oder minder röchelnd vorgebracht werden, darf man sich nicht aus der Ruhe bringen lassen. Läßt man sich darauf ein, dem Kranken nachzugeben und die Behandlung zu unterbrechen, so wird man sie nur schwer wieder in Gang bringen und weiterführen können. Das ist psychologisch bedingt. Man ermahne den Kranken energisch und doch in ruhigen Worten, sich nicht so anzustellen, das sei nicht so schlimm, das wäre normal usw. und befehle ihm, die Hände unten zu lassen, die Augen aufzureißen und durch die Nase zu atmen. Derweil man so den Widerstand des Kranken bricht, behandle man ruhig weiter. Principiis obsta! Dies Verhalten zahlt sich für die Zukunft aus! Zeit- und Autoritätsgewinn sind beachtlich. Dabei hält man den Watteträger zwischen den Fingern so, daß man zwar damit sicher arbeiten kann, doch jeden Augenblick bereit ist, ihn loszulassen und durch die Finger gleiten zu lassen. Sehr oft wird übrigens diese Situation nicht in voller Dramatik erlebt werden, doch ist es gut, darauf vorbereitet zu sein.

Dies alles liest sich viel schlimmer und komplizierter, als es in Wirklichkeit ist. Schon nach der ersten, noch zaghaft durchgeführten Behandlung bekommt der wahre Therapeut ein gutes Gefühl der Sicherheit, so einfach durchzuführen ist diese Behandlung in der Tat!

Die ganze Behandlung wird in einer Sitzung im Mittelmaß etwa 3mal wiederholt. Ehe der Kranke zur besseren Auswirkung der Reaktionen an die frische Luft (!) entlassen wird, sollte man den Watteträger noch einmal, dieses Mal aber mit einem dicken Wattebausch bewehren und mit Öl tränken. Damit fährt man durch den Mund in den Rachen und massiert schnell und kräftig damit die beiden Rachenmandeln und die Gaumenmandel hinter dem Zäpfchen. Die Zunge wird dazu mit einem kräftigen Spatel herabgedrückt, der Kranke nimmt seinen Kopf mehr in den Nacken. Dieses Touchieren der Tonsillen sollte stets den Abschluß der nasalen Reflex-Therapie bilden. Es erfolgt so noch zum Schluß ein kräftiger Reiz über die Tonsillen auf das ganze lymphatische System, das anzuregen ein Anliegen der gesamten Therapie bei akuten und noch mehr bei chronischen Krankheiten sein sollte. Raschere und durchgreifendere Heilung ist der Lohn!

Diese Massage der Tonsillen mit dem Nasen-Reflex-Öl wende ich übrigens auch nach jeder Behandlung der Mandeln an, so nach dem Absaugen der Tonsillen nach der Methode von RÖDER, nach Inzisionen bei Tonsillarabzessen und nach Injektionen in die Tonsillen, z. B. mit Novocain, Impletol oder ähnlichen meist anästhesierenden Injektionslösungen, um einen Krankheitsherd dort auszuschalten. In diesem Zusammenhang sei darauf hingewiesen, daß im allgemeinen die Injektion in den oberen Mandelpol und durch die Basis der Uvula hindurch in die Gaumenmandel nicht ausreichend ist, um den gewünschten Erfolg zu erreichen. Nach meiner Erfahrung ist noch beidseitig eine tiefe Injektion genau in den Winkel, den Ober- und Unterkiefer im Munde bilden, erforderlich, da sich hier, in der Nähe des Kiefergelenkes, ein oft unerkannter traumatischer Fokus befindet. Auch vorhandene Narben im Bereich der Tonsillen nach einer Tonsillektomie bedürfen oft und auch oft immer wieder einer Ausspritzung zur Fokusausschaltung. Die Kontrolle, ob alle dortigen Foci durch Injektionen beseitigt worden sind, übt man über die submandibularen Drüsen in der Nähe des Kieferwinkels aus. Bekanntlich kann man von vorne zum Kieferwinkel hin 3 Drüsenpakete (Lymphonoduli) A, B und C unterscheiden, wobei sich in den mehr vorn gelegenen A-Drüsen die Lymphbahnen der Schneidezähne, in B die der Prämolaren und in den direkt am Kieferwinkel liegenden C-Drüsen jene der Molaren vereinigen. Man kann aber gleich hinter dem Kieferwinkel und etwas davon einwärts noch weitere Lymphdrüsen beobachten, die in Zusammenhang mit den Tonsillen und dem Kiefergelenk stehen. Ähnliche, mit dem inneren Ohr in Zusammenhang stehende Lymphknoten kann man bei Ohrerkrankungen unten-hinten am Warzenfortsatz fühlen. Bei allen Affektionen, bei akuten oder chronischen Erkrankungen und auch bei abgekapselten fokalen Störungen im Einzugsgebiet der hierzu gehörigen Lymphwege erweisen sich diese Drüsen als etwas angeschwollen und auf Druck schmerzempfindlich. Hat die gezielte Injektion mit Novocain, Impletol oder sonst einem Anästhetikum den Fokus gesprengt und ausgelöscht („depolarisiert" sagte HUNEKE), so ist als Sekundenphänomen das sofortige Abschwellen und Schmerzfrei-Werden der betreffenden Lymphonoduli zu beobachten. Natürlich kann sich der Fokus nach Abklingen der anästhesierenden

Wirkung des Medikamentes wieder aufbauen, und neben allgemeinen Störungen sind dann auch die geschwollenen und druckschmerzhaften Lymphknoten wieder tastbar. Doch gelingt es auch oft, durch eine Injektion oder durch eine Injektionsserie den Fokus endgültig und auf Dauer auszulöschen. Dies ist dann für das weitere Wohlbefinden des Kranken und für die Heilungschancen bei chronischen Erkrankungen oft ausschlaggebend.

Dieser Abschweif war wichtig, da es gerade für den dauerhaften und bleibenden Erfolg der nasalen Reflex-Therapie von Bedeutung, ja von geradezu ausschlaggebender Bedeutung ist, daß alle sogenannten Herde (Foci) bei der Behandlung beseitigt werden. Und hier sind es besonders Foci in den Tonsillen und im Kiefergelenk wie auch im Bereich der Zähne, die wir vor allen anderen sehr gehäuft antreffen. Es leuchtet ja auch ein, daß spätere Krankheiten auslösende Insulte wie Grippe (!), Katarrhe und dergleichen sich in der Nase genauso wie im Rachenraum auswirken und Residuen hinterlassen können. Neben der engen Nachbarschaft zwischen Nase und Rachen sind auch weitere Beziehungen zwischen beiden Organgebieten bedeutungsvoll, wie wir bereits gesehen haben.

Das Resümee dieser Einschaltung ist also: keine nasale Reflex-Behandlung ohne Beseitigung von Foci im Mund-Rachen-Gebiet und ebenfalls keine nasale Reflex-Behandlung ohne gleichzeitige Anregung des örtlichen und damit des gesamten lymphatischen Systems! Solche ganzheitlichen Gedankengänge und das diesen folgende ärztliche Tun sind ein Merkmal echten Arzttums, das stets den ganzen erkrankten Menschen behandelt und nicht nur seine Krankheiten, und diese eben nur als Symptome einer den ganzen Menschen betreffenden Erkrankung wertet.

Nach der Behandlung soll der Kranke in frischer Luft spazierengehen und dabei durch die Nase ein- und ausatmen, einmal um die Wirkung der Behandlung zu verstärken, zum anderen um dort zum mehrfachen kräftigen Niesen zu kommen. Dieser Gang durch die frische Luft, gleichgültig wie das Wetter sei, ist m. E. wichtig und sollte stets eingehalten werden. Es ist ein großer Fehler, wenn sich die Kranken anschließend an die Behandlung im geschlossenen Raum aufhalten und womöglich gar rauchen oder Rauchluft einatmen. Auch sollte niemand im Anschluß an eine solche eingreifende Behandlung (und ähnlich auch bei anderen entsprechenden Behandlungen!) sofort Auto fahren. Ganz abgesehen davon, daß ein plötzlich auftretender starker Niesreiz am Steuer eines Wagens einen Unfall verursachen könnte. Zur eigenen Sicherheit, um gegebenenfalls nicht nachträglich haftpflichtig gemacht zu werden, wenn bei Unvernunft des Kranken doch das Steuer in die Hand genommen wird (viele Menschen „treibt" es geradezu an das Steuer ihres Wagens), sollte man nie versäumen, an dieser Stelle eine entsprechende strenge Vermahnung, gleichsam wie eine reflektorische Handlung, dem Patienten zu erteilen.

Hat der Kranke nun einen Spaziergang von etwa 30 Minuten Dauer gemacht und womöglich dabei recht oft und recht kräftig geniest, dann soll er sich noch einmal seinem Arzt vorstellen, damit man sieht, wie er reagiert hat und ob alles in Ordnung ist.

Oft empfiehlt es sich, dann noch einmal zum Watteträger zu greifen und dieses Mal die Watte mit einer Nasen-Reflex-Salbe oder einer Vaseline, die ätherische Öle enthält, zu bestreichen. Damit massiert man dann nochmals leicht und relativ kurz alle Nasengänge. Man verteilt dabei die Vaseline oder die Nasen-Reflex-Salbe auf die Schleimhäute der Nase gleichsam wie einen milden Balsam. Dies wird im allgemeinen von den Kranken als wohltuend beurteilt und hilft, indem es die Austrocknung der Nasenschleimhaut verhindert, den Behandlungserfolg zu bekräftigen.

Oft möchten sich die Kranken selbst behandeln. Oft auch empfiehlt sich eine Vorbehandlung, die dann der Kranke selbst vornehmen kann, um sich an den Reiz der ätherischen Öle zu gewöhnen und aus anderen Gründen mehr. Dies ist oft bei Jugendlichen und bei zarten und hypersensiblen Personen von Wert. Dann nehme man dazu nicht das Öl, das vor allem in die Hand des Arztes gehört, sondern gebe dem Kranken die Nasale Reflex-Salbe und lasse ihn nicht mit metallischen Watteträgern, sondern besser mit den kürzeren und ungefährlicheren Q-Tips (oder ähnlichen weichen, nachgiebigen Watteträgern) arbeiten. — Für sehr empfindliche Personen ist jetzt auch eine milde Version des Nasalen Reflex-Öles konzipiert worden.

Die Kranken werden am Behandlungstag noch lange die Wirkung der endonasalen Massage mit ätherischen Ölen verspüren, die verschiedenartigsten mehr oder minder starken Reaktionen erleben und einen artefiziellen Nasenkatarrh haben, durch den sich aufgrund des Behandlungsreizes das Höhlensystem der Nase reinigt. Es werden viele Schnupftücher benötigt. Von mal zu mal werden dann diese Reaktionen geringer werden.

Nun erhebt sich die Frage nach der Zahl der notwendigen Behandlungen. Hierauf kann man a priori keine schlüssige Antwort geben. Es hängt dies ab vom Alter und von der Chronizität des zur Behandlung führenden Leidens. Oft melden sich von Behandlung zu Behandlung andere, weitere chronisch affizierte Nebenhöhlen mit ihren seinerzeit unterdrückten Krankheiten oder es stören Foci, die erkannt und beseitigt werden müssen. So kann im Laufe einer Behandlung, vor allem wenn sie zum ersten Mal geschieht, oft ein Krankheitsbild dem anderen, ein Schmerzzustand dem vorangehenden folgen.

Ganz sicher sollten die ersten Behandlungen rasch hintereinander folgen. Man kann sagen, daß in der ersten Woche täglich behandelt werden muß. Dies gilt in ganz besonderem Maße für die 2. und 3. Behandlung, die einander Tag für Tag folgen müssen. Oft ist es notwendig, die Behandlung über die 2. und 3., ja 4. Woche fortzusetzen. Ja, manchmal ist eine Fortführung der Behandlung über noch größere Zeiträume erforderlich. Hier genügen dann aber schon oft Behandlungen, die im Abstand von 2—3 Tagen folgen. Nur wenn im Laufe der weiterführenden Behandlung neue akute Zustände auftreten, sollte man wieder täglich behandeln. Die Behandlungen sollen fortgeführt werden bis alle entsprechenden Krankheitssymptome beseitigt sind und eine vollkommene Katharrhsis eingetreten ist. Dies ist oft bei einer Erstbehandlung nur mit Dauer und nahezu täglicher Mühe zu erreichen, bei Wiederholungsbehandlungen aber leichter und in kürzerer Zeit. Da ein jeder Kranker seine eigene Krankheit mit individueller Ausbildung hat, läßt sich eine allgemein gültige Regel über Anzahl und Dauer der Behandlungen nicht geben. Als ein Minimum dürfte aber bei täglicher Anwendung 1 Woche als Behandlungsdauer anzusetzen sein.

Nochmals sei davor gewarnt, eine Behandlung vorzeitig abzubrechen, also vor der vollkommenen Reinigung des Nasen-Höhlensystemes und des Abklingens aller Nah- und Fernsymptome. Es könnten sich dann neue, andere Krankheitssymptome einstellen und durch Vikarisation zu unangenehmen und schwer zu heilenden Krankheitsbildern führen. Auch eine gute Hausfrau läßt einen angefangenen Hausputz nicht halbfertig liegen, so unangenehm er auch für alle Beteiligten ist, sondern führt ihn völlig zu Ende und räumt wieder gut auf, damit das Haus wieder funktionstüchtig und gemütlich wird. Ein Gleiches gilt für medizinische Behandlungen.

Zum Abschluß einer jeden einzelnen Behandlung soll noch eine Nacken-Massage empfohlen werden. Man benetze die Fingerspitzen der rechten Hand mit dem Nasen-Reflex-Öl und übe damit eine leichte, streichelnde Massage im Nacken des Kranken von oben nach unten hin aus. Zu dieser Streichmassage setzt man die mit Öl benetzten Fingerkuppen von Daumen, Zeige- und Mittelfinger auf die Muskulatur des Nackens beiderseits der Halswirbelsäule am Haaransatz an und führe nun die Finger mehrmals von oben nach unten leicht ausstreichend entlang dieser Nackenmuskulatur vom Haaransatz zur Schulterbreite hin, dabei soll sich die Bewegung fächerartig unten von der Medianlinie zur Schulter hin verbreitern. Diese Streichbewegungen werden hintereinander recht rasch und federnd ausgeführt, ohne großen Kraftaufwand. Diese leichten, mehr streichelnd als kräftig durchgeführten raschen Massagebewegungen fördern den Lymphabfluß von der Schädelbasis und geben dem Kranken ein Gefühl der Frische und der Erleichterung.

Über Reaktionen

„Die Spannung steigt, der Drang wird groß —
nur still! Gebt acht! — Gleich bricht er los!
Hatschi!
Wer schnupft und dieses hört,
Der findet es beneidenswert.
Denn was die Seele dumpf umhüllt,
Wird plötzlich heiter, klar und mild.
Ja. —Sehr erheitert uns die Prise,
Vorausgesetzt, daß man auch niese!"

Das Niesen ist eine sehr wichtige Reaktion bei der nasalen Reflex-Therapie mit ätherischen Ölen. Das kräftige Niesen befreit den kranken Menschen von einem unter der Behandlung immer deutlicher werdenden starken körperlichen Druck ... und, wie er a posteriori feststellen wird, auch von einem ähnlichen seelischen Druck. Selten findet man bei einer speziellen Behandlungsart körperliches und seelisches Geschehen so eng miteinander verquickt wie gerade bei der nasalen Reflex-Therapie. Die engen Beziehungen, die hier bestehen, zwischen körperlichem und geistigem Bereich, die Verbindungen zum vegetativen Nervensystem, zur Sprach- und Klangbildung, das Wechselspiel zwischen Aufrechtsein und Gedrücktwerden u. a. m. machen dies wohl durchaus verständlich. Das Auslösen des Niesreflexes ist eine wichtige Maßnahme zur Wiederherstellung des menschlichen Wohlbefindens.

In früheren Zeiten und heute noch hier und da hat man versucht, dieses mit Schnupftabak und Schnupfpulvern zu erreichen. Aus eigener Erfahrung weiß ich, daß dabei dem Schnupftabak von der erwünschten Wirkung her zweifelsohne der Vorzug zu geben ist. Doch ist die Sache zu mindestens unappetitlich und unästhetisch. Ich selber habe es wieder aufgeben müssen, da sich bei mir an den Händen ein allergisches Tabak-Ekzem einstellte. Die tabakfreien Schnupfpulver haben nicht die wohltuend befreiende Wirkung wie der echte Schnupftabak und sind so, wie alle Ersatzhandlungen im Leben, unbefriedigend. Nur das Laster — oder die edle Tat — macht auf die Dauer Spaß, so ist des Menschen Gemüt nun einmal eingerichtet!

Der Niesreflex bei der nasalen Reflex-Behandlung kann sich sofort, noch unter der Behandlung oder mehr oder minder bald nach der Behandlung, oft erst beim Spaziergang in der frischen Luft nach der Behandlung oder auch viel später einstellen. Aber es ist notwendig, daß es in der Tat zum Niesreflex kommt. Bis dahin hat der Kranke oft den körperlich und seelisch drückenden Wunsch, endlich doch niesen zu können. Ich erinnere mich, daß ich selber, als ich anläßlich eines Kongresses in München die nasale Reflex-Therapie kennenlernte und sogleich bei mir anwenden ließ, nicht alsbald niesen konnte. Im Gegenteil, ich lief den ganzen Abend und die ganze Nacht durch München, immer wieder vor mich hin murmelnd „ach, wenn ich doch bloß niesen könnte!" Und endlich am folgenden Vormittag kam ein Nieser, auf der Neuhauser Straße, so kräftig, daß selbst die Münchner erstaunt waren! Flugs eilte ich zum Kongreßort im „Haus der Kunst", um Professor BALTERS den Erfolg zu vermelden und mich der nun notwendigen nächsten Behandlung zu unterziehen. Mit dem mächtigen Nieser war zugleich das Gefühl einer körperlichen und einer seelischen Befreiung eingetreten, ich fühlte mich wohl. Aus eigenem Erleben lernt der Arzt ja am meisten für das Wohl seiner Patienten.

Der Niesreiz kann nach der Behandlung oft längere Zeit anhalten und sollte nicht unterdrückt werden. Das dabei freiwerdende Sekret soll den Körper stets verlassen und darf nicht zurückgehalten werden. Krankheitsstoffe verlassen damit den Körper.

Nur sehr selten erlebt man, daß bei Patienten nach der nasalen Reflex-Theapie mit ätherischen Ölen der Niesreflex völlig ausbleibt. Es gibt eine geringe Zahl von Menschen, die zum Niesen nicht fähig sind. Doch soll man auch diese Patienten einer weiterführenden Behandlung mit der endonasalen Massage ruhig unterwerfen, denn zur Sekretolyse und damit zur Reinigung der Nebenhöhlen kommt es auch bei diesen Kranken. Abgesehen davon wirkt sich natürlich auch bei diesen Menschen das allgemeine reflektorische Geschehen auf alle Körperorgane durch die endonasale Massage aus wie bei jedem Menschen.

Neben den unerwünschten Abwehrreflexen des Kranken meldet sich als erster bedeutungsvoller therapeutischer Reflex der unfreiwillige Tränenfluß: Dem Kranken laufen, ungewollt und oft zu seinem Erstaunen und Ärger, die Tränen aus den Augen die Wangen herab. Dies ist kein Weinen aufgrund eines Schmerzes oder sonstigen Unbehagens, sondern es handelt sich um reflektorisch gelöste Tränen, die den Tränenapparat und die Schleimhäute der Augen durchspülen und insbesondere auch durch den Ductus nasolacrimalis in das Naseninnere ablaufen und dort die Schleimhäute anfeuchten. Die Augäpfel und ihre Apparate werden auf natürliche Weise wohltuend gewaschen. Der Tränen-Reflex ist natürlich und erwünscht. Die HORNERsche Trias wird selten beobachtet, meist tritt unter der Behandlung eine Pupillenweite aufgrund einer Sympaticusreizung auf.

Ein weiterer Reflex, schon unter der Behandlung auftretend und oft dabei störend, ist der Hustenreflex. In der Nasenschleimhaut haben wir verschiedene Reflex-Zentren zur Auslösung des Hustenreizes. Es ist meist ein trockener, oft quälender Kitzelhusten, der hier ausgelöst wird. Dieser kann schon auftreten bei lokaler Reizung dieser Zentren durch einen Fremdkörper, durch Medikamente, durch herabfließenden Eiter und auch einfach durch Austrocknung der Schleimhaut. Sehr lästig kann sich ein solcher Hustenreiz, wie schon vermerkt wurde, im Konzert oder Theater und dergleichen Gelegenheiten auswirken, weil man sich ja dabei meist in trockener und warmer Luft in einem geschlossenen Raum aufhält. Das führt dann auch zur Austrocknung im Nasenraum, vor allem, wenn man unbewußt, so um besser zu hören, den Mund öffnet und die Nasenatmung vernachlässigt. Hier hilft am besten, sofort und unauffällig die Nasenschleimhaut anzufeuchten, und sei es mit Speichel, wie es schon früher beschrieben wurde.

Dieser Hustenreiz kann sich auch noch lange nach einer Behandlung melden. Oft fördern dann die Hustenstöße einen zähen, meist grauen, süßlich schmeckenden Eiterschleim aus den Bronchien, den man dann unbedingt expektorieren muß. Diese Schleime sind oft die auslösende Ursache von chronischen Bronchial-Erkrankungen bis hin zum Asthma bronchiale und unterhalten diese Krankheiten beständig. Die Befreiung von diesen widerlichen Schleimen kann oft schon die dauerhafte Heilung bringen. Sind diese Hustenreize sehr quälend, die Schleime sehr zäh, dann gebe ich gerne mehrmals täglich Sulfur D 4. Auch wird in solchen Fällen jegliche Behandlung hilfreich unterstützt durch die Inhalations-Therapie. Dabei ist es relativ gleichgültig, ob man warm oder kalt inhaliert, ob es sich dabei um maschinell erzeugte oder um natürliche Aerosole handelt und welche Medikamente man dem Aerosol beifügt. Feucht und warm aber ist stets das beste Inhalat, dem ebenfalls feuchtwarem Charakter des broncho-pulmonalen Apparates entsprechend. Auch der Aufenthalt vor dem Gradierwerk, an der Meeresbrandung oder das Baden im salzigen Meerwasser ist sehr dienlich.

Häufig tritt schon während der Behandlung mit den ätherischen Ölen oder doch bald danach reflektorisch ein Schmerz auf, der auf eine besondere und zu beachtende Störung hinweist.

So meldet sich sofort bei der Behandlung durch genau lokalisierten Schmerz ein auch nur wenig dislozierter Halswirbel. Er muß dann alsbald recte diagnostiziert und adjustiert werden. Der Laie spricht hier gerne von „Einrenken", doch ist es mehr ein Adjustieren. Die dazu gehörigen Kräfte sind nur gering, die erforderlichen Handgriffe lassen sich bald erlernen. Wichtig ist bei der dabei erforderlichen ruckartigen Drehbewegung, daß man die jeweilige Neigung und Stellung der kleinen Wirbelgelenke kennt und berücksichtigt. Dann gelingt die Adjustierung leicht und ohne Gefahr. Eine restierende Dislozierung von Halswirbeln in ihrer Stellung zu einander aber kann sich wie ein Fokus auswirken. Und Foci müssen bekanntlich, auch bei dieser Therapie, erkannt und beseitigt werden.

Fokaler Natur sind auch meist die Schmerzen, die sich unter der Behandlung plötzlich und meist heftig in irgendwelchen Teilen des Schädels, in Zähnen, in Nebenhöhlen, im Ohr oder entlang der Schädelbasis melden. Diese Schmerzen weisen stets darauf hin, daß es sich bei den zur Behandlung anstehenden Krankheiten um tiefsitzende, chronische, schon lange während Krankheitszustände meist fokaler Natur handelt. Wir können schon im voraus sagen, daß die Krankheitsbehandlung länger dauern wird als normal und wir wissen, daß wir der Auslöschung dieser Foci unser besonderes Augenmerk zuwenden müssen, wenn die Behandlung Erfolg haben soll und der Kranke gesund und wieder leistungsfähig werden will und soll.

Solche Schmerzen können in der Augenhöhle oder hinter dem Auge lokalisiert sein, dies weist auf die entsprechend große Ausdehnung des Sinus sphenoidalis hin, genauso wie Schmerzen entlang der Schädelbasis oder im Bereich der Halswirbelsäule. Durch einen dislozierten Halswirbel kann es zu venösen Stauungen im oberen Rückenmarkskanal und im Sinus cavernosum an der Schädelbasis kommen. Diese venösen Stauungen können, besonders bei Hinzutreten eines Zweitschlages, so z. B. durch einen Infekt oder dergleichen in den hinteren Bezirken des Sinus sphenoidalis sehr heftige Kopfschmerzen auslösen, die auch im allgemeinen kräftigen Kopfschmerztabletten nicht weichen. Diese neuro-vaskulären Kopfschmerzen legen sich aber bald, wenn die venöse Stauung durch einen chiropraktischen Griff an der Halswirbelsäule oder anders beseitigt worden ist und eine nasale Reflexbehandlung zur Einleitung einer Dauerheilung begonnen wird. Über die venösen Verhältnisse im Bereich der Halswirbelsäule und der Schädelbasis unterrichtet man sich wohl am besten bei CLEMENS.

Die Schmerzen, die bei der Behandlung auftreten können, sind in ihrer Lokalisation nicht nur an die Höhlensysteme der Nase gebunden, sie können sich auch durch Reizung im Bereich betroffener Nervenbahnen ausbreiten und sich so z. B. als Zahnschmerzen oder Ohrenschmerzen kundtun. Ohrenschmerzen, besonders im Innenohr, können unter der Behandlung auch auftreten infolge einer Reizung durch die ätherischen Öle in einer an sich schon affizierten Eustachischen Tube. Diese Schmerzen werden dann zum Ohr weitergeleitet oder es treffen die in der Tube fortgeleiteten Reize auf ein schmerzbereites Innenohr. Viele Möglichkeiten sind gegeben, um Schmerzen, auch Schmerzen fern vom Ort der Reizung, auszulösen. Durch alle diese Schmerzsensationen, auf die der Kranke unter oder nach einer Behandlung hinweist, darf man sich nicht von weiterer Behandlung abhalten lassen. Das therapeutische Bemühen geht weiter!

Auch kleine lokalisierte Venenentzündungen im Kopfgebiet und anderswo sind denkbar als Schmerzquellen und kommen vor. Sie melden sich durch Schmerz sofort unter der Behandlung und müssen erkannt und entsprechend gezielt behandelt werden. In der Art, in der Intensität und der Dauer des Schmerzes und des Schmerznachhalls unterscheiden sie sich von neuralgischen und sonstigen Schmerzen und werden vom erfahrenen Arzt nicht übersehen. Oft sind sie die chronische Quelle anhaltender Krankheitszustände und wirken somit als Krankheitsherd, als Fokus.

Tritt unter der Behandlung plötzlich und gleich sehr heftig ein scharfer Schmerz irgendwo auf, dann ist dies zumeist ein Zeichen für einen aktiven Fokus im Schmerzzentrum. Man soll auf jeden Fall weiter behandeln und überlegen, ob der Fokus sich allein durch eine fortgeführte nasale Reflex-Therapie beseitigen läßt oder ob wir weitere gezielte Behandlungen einsetzen müssen, und wenn ja, welche dann als besonders geeignet in Frage kommen. Salus aegroti lex suprema, das Wohl des Kranken soll immer unser höchstes Gesetz sein, so werden wir stets nach Behandlungswegen suchen, die uns sehr sicher an das gewünschte Ziel bringen und dabei doch den Kranken weitgehend schonen. Hier kann der Arzt sich als Künstler erweisen und sich in seinem Tun über das rein Handwerkliche zum Schöpferischen erheben.

Manchmal tritt während der endonasalen Massage Nasenbluten auf. Ist dieses Nasenbluten massiv, so daß wir von einer echten Epistaxis sprechen können, so stammt die Blutung im allgemeinen aus einer varikös entarteten Nasenvene. Mit Hilfe des Nasenspekulums suchen wir die blutende Stelle auf und touchieren sie mittels eines Watteträgers mit 2 %iger Pantocainlösung. Alsdann nimmt man ein dünnes Holzstäbchen (es kann auch aus Plastik sein) und tupfe auf die blutende Stelle etwas Trichloressigsäure mit mäßigem Druck auf. Nach dieser Verödung wird die Blutung meist stehen. Die endonasale Massage ist für eine Zeitlang auszusetzen, damit der Nasenschleimhaut und der Varize Gelegenheit gegeben ist, sich zu regenerieren. Später kann man wieder vorsichtig mit der nasalen Reflex-Therapie beginnen.

Ist aber auf der Watte des benützten Watteträgers nur etwas heller blutiger Schleim aufgetragen, so hat dies nichts zu bedeuten und man kann in der Behandlung getrost fortfahren. Solche kleinen Schleimhautblutungen kommen oft vor und beeinträchtigen den Behandlungserfolg überhaupt nicht. Man tut aber gut daran, diese rosig-blutig-roten Wattepröpfe dem Kranken nicht unnütz vorzuzeigen. Die Sensationsgier der Patienten macht daraus in späteren Erzählungen massive, ja lebensbedrohliche Blutungen und das schadet wieder dem Ansehen des Arztes und setzt das allgemeine Vertrauen auch in die nasale Reflex-Therapie herab! Jeder Kranke will ja zwar unter einer Behandlung nichts spüren, aber später in der Erzählung dem Verblutungstode oder sonst einem schrecklichen Ende kaum noch entronnen sein. Vox populi ist nicht immer vox dei!

Mehr oder weniger spät nach einer Behandlung, selten schon unter der Behandlung, klagt der Kranke gelegentlich über das Gefühl einer verstopften, ausgetrockneten Nase. Dies ist eine ganz normale überschießende Reaktion auf die Schleimhautreizung hin und braucht nicht zu beunruhigen. Man kann die Nase mit einer ätherischen Vaseline oder einer Nasen-Reflex-Salbe wie schon beschrieben pflegen oder man feuchtet sie innerlich einfach mit Wasser an. Auch kann man dann die nächste Behandlung bald folgen lassen. Es ist dies Trockenwerden der Nase ein Zeichen dafür, daß die nasale Reflex-Behandlung sehr notwendig für den Kranken ist. Im allgemeinen hört diese Trockenheit in der Nase nach einer Zeit, oft nach Stunden, von selbst plötzlich wieder auf. Auf die Hinweise von FLIESS, daß Onanie oft zu Nasenbluten und abnormer, zur Unbefriedigung führender Geschlechtsverkehr zu verstopften Nasen führen kann, wurde schon eingegangen.

Bei trockener Nasenschleimhaut kann man mit guten Erfolgen Luffa D_3 (DHU) per os geben (PELZ, RAESIDE, KUHNKE). Luffa D_3 scheint bei oraler Darreichung der örtlichen Anwendung von Luffa-Lösung vor allem in sekretolytischer Wirkung gleichwertig, wenn nicht sogar überlegen zu sein. Auch kann man Luffa D_3 gut nach Abschluß einer Massage-Serie zur Nachbehandlung geben.

KROPEJ weist bei der Rhinopatia vasomotorica auf die Akupunktur hin. Diese Behandlung kann hier als eine gute Zusatz-Therapie empfohlen werden, vor allem über die Punkte Di 4, Lu 7, Di 19, Di 20, 3E 22 und 3E 13.

Eine besondere Schmerzhaftigkeit der Choanen läßt sich oft unter der Behandlung beobachten, wenn man diese mit den ätherischen Ölen massiert. Man soll sich dadurch nicht vom Weiterführen der Behandlung abhalten lassen. Diese Schmerzhaftigkeit weist uns auch auf noch unbekannte funktionelle Beziehungen der inneren Nasenlöcher zum übrigen Körper hin. Ich glaube, daß sich hier noch weitere Erkenntnisse von Bedeutung finden lassen.

Auf eine besondere Reaktion soll abschließend noch hingewiesen werden, eine Reaktion, die nicht örtlichen Charakter hat, sondern den Gesamtorganismus betrifft. Sehr oft verspüren die Kranken nach der Behandlung im Verlaufe des Tages ein gelindes allgemeines Krankheitsgefühl wie etwa bei einer leichten Grippe, mit dem bekannten Gefühl der Abgeschlagenheit, Gliederschmerzen, Fiebergefühl und Frösteln in der Haut. Diese Allgemeinreaktion ist folgendermaßen zu erklären: Durch den Reiz der Behandlung werden ja früher nicht völlig ausgeheilte Krankheiten, vor allem grippale und katarrhalische Infekte, wieder mobilisiert und lösen so, reaktiviert, die Allgemeinreaktion aus. Man kann da geradezu von „inkrustierten" Krankheitsresten sprechen, wobei das Wort „inkrustiert" nicht nur wörtlich, sondern auch im übertragenen Sinne zu verstehen ist. Diese reaktivierten Krankheitsreste soll man auf natürliche Weise zur Ausheilung bringen und wird dann so den Kranken von manchem Leiden, vor allem auch von solchen allergischer Natur, heilen. Die hier beobachtete Reaktion auf den Behandlungsreiz ist also in ihrer Stärke adäquat der „Menge" der „inkrustierten" Restkrankheit und nicht der Stärke des gesetzten therapeutischen Reizes.

Über ätherische Öle

In historischer Zeit hatte man zwar kaum und
wenn, nur sehr unklare Kenntnisse und Vorstellun-
gen über das Wesen von Infektionen. Bestenfalls
sprach man von „Miasmen" oder von schädlichen
Luftverunreinigungen. Asepsis und Antisepsis waren
völlig unbekannt. Infektionen aller Art waren häufig, Seuchen rafften weitaus mehr Menschen dahin
denn blutige Kämpfe in den Kriegen und entvölker-
ten oft ganze Länder. Unzureichende oder geradezu
falsche medizinische Maßnahmen und schädlicher
Aberglaube förderten die Ausbreitung der Infektionen und setzten weitere iatrogene Spätschäden.
Und doch kannten Ärzte in jener Zeit in allen Län-
dern wirksame und recht gute Hilfsmittel zur Ver-
hinderung von Infektionen. Diese Hilfsmittel gab
ihnen die Natur zur Hand in den sogenannten
ätherischen Ölen. Sie taugen vor allem zur Vorbeu-
gung von Infektionen mehr denn zur Heilung, doch
haben sie auch einen begrenzten therapeutischen
Nutzen. Dieser beruht vor allem darauf, daß einer
Infektion durch Anwendung gewisser ätherischer
Öle der hierfür geeignete Boden entzogen wird und
so ihrer Ausbreitung Einhalt geboten werden kann.
Wieder darf Claude BERNARD zitiert werden, wenn
er sagt: „Le terrain est tout, et le germe n'est rien."

Seit Robert KOCH und Louis PASTEUR hat die medizinische Wissenschaft sich große Kenntnisse über
Mikroben und Viren als Krankheitserreger ange-
eignet und besitzt in Sulfonamiden und Antibiotikas
wirksame und sehr starke Waffen gegen Infektionen.
Doch hemmen diese Medikamente nicht nur das
Leben der Krankheitserreger, sondern wirken sich
auch hemmend auf das Leben und die Vermehrung

der Zellen des menschlichen Körpers aus. Zudem selektieren sie die therapieresistenten Krankheitserreger und werden so mit der Zeit immer unwirksamer, und man muß sie durch immer neuere stärker wirkende (so und so!) Medikamente ersetzen.

Über all dies kann die medizinische Wissenschaft reichlich Aussagen machen. Doch wenig Beachtung schenkt sie dem Terrain, in dem sich Infektionen ausbreiten. Ein jeder Landwirt weiß, daß es vor allem von der Beschaffenheit des Bodens abhängt, was darauf wachsen wird, Kraut oder Unkraut, Ertrag oder Mißwirtschaft, und er pflegt seinen Ackerboden, um den besten Nutzen daraus zu ziehen und um Schadpflanzen fernzuhalten. Gleiches sollte der Mensch für seinen Körper bedenken, ist er doch mit all seinen Zellverbänden der Nährboden für nützliche und für schädliche Lebewesen, nützlich und schädlich gesehen nur im Hinblick auf die Gesundheit und Funktionstüchtigkeit des Organismus und auf das Wohlbehagen des Menschen. Auch Mikroben und Viren benötigen zur optimalen Entwicklung einen Nährboden von ganz bestimmter Beschaffenheit, und es ist diese Beschaffenheit von der eines gesunden Organismus oft sehr verschieden. Durch lebensnahe, biologische Maßnahmen den Nährboden des menschlichen Körpers optimal gesund zu erhalten und so entsprechend zu pflegen, ist ein Anliegen der naturgemäßen Heilweisen, die sich da ganz und gar nach der von Claude BERNARD geprägten Formel richten: „Le terrain est tout, et le germe n'est rien!" (Zitiert nach A. LUMIERE).

Wenn es uns gelingt, durch einfache und natürliche Mittel den Boden, d. h. die Einheit von Zellgeweben und ihren Organen, Gefäßen, Nerven usw., günstig so zu beeinflussen und zu verändern, daß Infektionskeime darin keinen Nährboden finden, in dem sie zu leben und sich fortzupflanzen vermögen, dann kann sich keine Infektion breitmachen und so zu einer Gefahr für den Menschen werden. Und das ist möglich! Infektionskeime aller Art sind ubiquitär und leben wir unter ihnen, ohne daß die Menschheit durch sie ausgerottet wird. Auch sind viele Keime für uns und unser Wohlbefinden notwendig und wichtig. Und unter gewissen Bedingungen können für uns an sich benigne Keime maligne „entarten". Es ist hier so wie mit dem Unkraut: Gott kennt nur „Kraut", die übliche Einteilung in „Kraut" und „Unkraut" trifft nur der Mensch aus egoistisch-utilisatorischen Gründen. Und aus eben diesen Gründen fördert oder vernichtet oder mißachtet er die verschiedenen Kräuter. Diese so unterschiedlichen Kräuter aber wachsen nur dort, wo die Bodenbeschaffenheit ihrem Leben und ihrer Vermehrung günstig ist. Die Bodenbeschaffenheit kann man durch Bearbeiten, durch Lüften, Wässern, Trockenlegen und durch Düngen (= Hinzufügen bestimmter Nährsalze) beeinflussen und ändern. Ebenso kann man im Menschen Mikroben und Viren den „Boden bereiten" oder ihn für diese Kleinlebewesen ungünstig gestalten. Verbesserung der Durchblutung und des Lymphabflusses und Änderung des Chemismus bringen dann als Resultat Funktionssteigerung und Stärkung der Abwehrbereitschaft gegenüber Infektionen und sonstigen Krankheiten.

Hierbei haben neben gesundem Lebenswandel in jeglicher Hinsicht, Körperpflege und körperlicher Ertüchtigung (der dann eine ebenso gute charakterliche Ertüchtigung zur Seite stehen muß!) die ätherischen Öle von altersher eine große Rolle gespielt. Die meisten ätherischen Öle entfalten sowohl im Öl selbst wie vor allem auch in dessen Dämpfen, ja oft in noch sehr großer Verdünnung, eine starke antibakterizide

97

Wirkung. Auch bewirken sie durch ihren Reiz eine bessere Durchblutung und diese wieder besorgt bekanntlich eine gute und rasche „Reinigung" des betroffenen Körpergewebs-Abschnittes von allen „Schlacken" und sonstigen schädlichen Fremdstoffen und entsprechenden Stoffwechselzwischenprodukten. Dazu werden noch reichlich weiße Blutkörperchen herangeführt, die dann hier ihre „Polizeifunktion" entfalten können. Parallel dazu bessert sich auch der Lymphabfluß.

So goß man in früheren Zeiten bestimmte ätherische Öle oder Mischungen davon in Wunden und verband diese damit. Auf diese Weise konnte man nicht nur Wunden heilen, sondern kam darüber hinaus zu oft sehr guten Narbenbildungen. Noch heute gibt es Ärzte, die Wunden mit ätherischen Ölen behandeln und dabei bedeutend schönere und funktionsgerechtere Narben erzielen als mit der heute sonst so üblichen (und oft schon üblen) Wundbehandlung mit antibiotischen Mitteln. Hätte es nicht die ätherischen Wundöle gegeben, dann hätte früher praktisch jeder Krieger an seinen Blessuren und an den sich daran anschließenden Infektionen sterben müssen, bedenkt man dazu die Unhygiene der damaligen Zeit und die meist schmutzigen, stark infektiösen Waffen!

Der Duft ätherischer Öle, den man in Krankenzimmern, in Wohnungen, in Wäscheschränken oder bei anderen Gelgenheiten wirken ließ, diente nicht nur dem Wohlgeruch, sondern vor allem der Infektionsbekämpfung.

Er sollte die „Miasmen" abhalten, wirksam zu werden. In Seuchenzeiten trugen Sargträger und Leidtragende noch im vorigen Jahrhundert oft Zweige von Wacholder, Myrrhe oder anderen entsprechenden Kräutern im Munde oder am Gewand.

Deren zarte Ausdünstungen sollten schon Schutz gegen die schädlichen „Miasmen" bringen. In Krankenzimmern und Wohnungen streute man wohlriechende Pflanzenblätter auf den Fußboden und legte sie in die Schränke zu demselben Zweck. Im Wäscheschrank ließ man u. a. Lavendelduft wirksam werden, um Kleingetier, Insekten und Kerftiere fernzuhalten. Gerade der Duft von Lavendelöl vertreibt die oft so lästigen „Silberfische" im Hause. Die Damen hatten ihr Fläschchen mit Riechsalz, das ätherische Öle enthielt, stets bei sich und gebrauchten es zur Erfrischung und bei etwaigen unpäßlichen Zuständen: „Nachbarin, Euer Fläschchen!" konnte Margarete noch gerade ausrufen, ehe sie in Ohnmacht versank.

Der Gebrauch ätherischer Öle ist mit dem Aufkommen des chemischen Zeitalters in der Medizin und unter dem heute regierenden Zeichen des Materialismus aus der Übung gekommen. Und doch lohnt es, sich daran zu erinnern und wieder sinnvoll Gebrauch davon zu machen und ebenso sinnvoll den Gebrauch von Chemikalien aller Art einzuschränken, ehe davon noch weitere Schäden für das Leben in der Biosphäre und Oekosphäre eintreten. Es wäre wirklich gut, wenn die Menschen mit Vernunft und wirklich „sinnvoll" von allen Dingen, die die Natur uns bietet, Gebrauch machen würden. Doch ist wohl gegen die mit wachsenden Erkenntnissen und Vermögen immer hypertropher werdende Dummheit kein Kraut gewachsen.

Ätherische Öle finden sich zumeist fertig gebildet in Pflanzen, einige aber finden sich auch in der Form glykosidischer Verbindungen als Vorstufen vor, aus denen sie durch hydrolytische Spaltung frei werden. Ätherische Öle sind meist farblose oder wenig gefärbte Flüssigkeiten, die mit Wasserdämpfen leicht flüchtig werden. Im allgemeinen haben sie einen angenehmen oder einen würzigen Geruch. Die fertig gebildeten ätherischen Öle finden sich stets in bestimmten Zellgruppen der betreffenden Pflanzen. Diese, das ätherische Öl produzierenden Zellen werden Sekretzellen oder auch Drüsen genannt. Zur Epidermis gehören dabei die exogenen Drüsen, häufiger sind die im Parenchym oder anderen Zellverbänden eingeschlossenen endogenen Drüsen.

Die ätherischen Öle gewinnt man im allgemeinen durch Destillation und weniger häufig durch die sogenannte Enfleurage, die allerdings die reinsten Öle liefert. Ätherische Öle sind fast immer Gemenge zahlreicher Verbindungen, die fast immer Terpene oder Derivate von Terpenen sind oder auch Phenylpropanabkömmlinge. Alle ätherischen Öle lassen eine Reihe für sie charakteristische Allgemeinwirkungen erkennen, so z. B. eine auffällige antiseptische und desinfizierende Wirkung. Oft auch wirken sie lokal reizend auf die Haut und besonders auf die Schleimhäute. Auch regen sie die Sekretion der Drüsen an und wirken sekretolytisch. Viele ätherische Öle werden durch die Lungen ausgeschieden, wenige durch die Haut, die meisten aber durch die Nieren. Dabei wirken sie antibakterizid, durchblutungsfördernd und funktionssteigernd auf die Ausscheidungsorgane ein. Größere Dosen ätherischer Öle können zu ernsten, ja oft zu tödlichen Vergiftungen führen.

Eine sinnreiche Anwendung und Mischung ätherischer Öle in der Heilkunde hat zu allen Zeiten, schon in der sogenannten grauen Vorzeit, als Heilmittel bei Krankheiten und Verletzungen Hilfe und Heilung gegeben.

Im Nasen-Reflex-Öl und in der Nasen-Reflex-Salbe, wie sie hier bei der nasalen Reflex-Therapie mit ätherischen Ölen benutzt werden, sind zueinander passende ätherische Öle zu wirksamen und ungefährlichen Heilmitteln komponiert worden. Nachstehend sollen die dabei verwandten ätherischen Öle kurz charakterisiert werden.

Ol. anisi

Keine besondere antiseptische Wirkung. Wirkung auf die vordere Hypophyse. Schleimlösliche Wirkung.

Ol. arnicae

Zur Vermeidung von Hautnekrosen und Substanzverlusten. Hyperämische Wirkung. Wirkt vernarbend, ableitend und günstig auf die Gefäßnerven.

Ol. camphor.

Kampher ist ein Hauptgefäßmittel, wirkt gut bei Pneumonie, Grippe und zur Resorption pleuritischer Exsudate; es erweitert die Lungengefäße, hat eine hyperglykämische Wirkung und wirkt bakterizid und desinfizierend. Das Kampheröl hat eine sehr gute antiseptische Wirkung, wirkt auch antifermativ. Hat eine gute keimtötende Wirkung auf Staphylococcus pyogen. aurus, Streptococcus pyogenes, Penicillinum glaucum und Aspergillus albus.

Ol. chamomillae

Verdauungsfördernd, blähungstreibend. Narkotische Wirkung. Entzündungswidrig. Schmerzstillend. Wirkt nervenberuhigend.

Ol. citri

Antiseptische Wirkung. Starke bakterizide Wirkung der Öldämpfe. Wirkt abtötend auf Pilze. Hautreizend. Schleimlösende Wirkung.

Ol. eucalypti

Darmantisepticum bei Typhus und Tuberkulose. Gute keimtötende Wirkung der Öldämpfe. Gegen Schimmelpilze. Bei Diabetes. Gegen Insekten. Schleimlösliche Wirkung. Antiseptisch. Antibakterizid. Antiseptische Wirkung auf peripher wirkende Entzündungsherde, auch wenn per os genommen.

Ol. melissae

Antiseptische Wirkung. Antispasmodisches Mittel. Verlangsamt Atmung und Pulszahl, senkt den Blutdruck, wirkt sedativ. Verlangsamt die Ausscheidung der Hypophyse.

Ol. menthae arvensis japon.

Magenstimulanz, schmerzstillend, krampflösend. Gut bei Leber-Galle-Leiden. Vorzügliche keimtötende Wirkung. Belebende Wirkung.

Ol. rosmarini

Keimtötende Wirkung. Durchblutungsfördernd. Antispasmodische Wirkung.

Ol. salvae

Steigert den Blutdruck und den Tonus der Gefäße. Regt die Atmung an. Gutes Antiseptikum. Gute keimtötende Wirkung. Gegen Eitererreger.

Essigsäureester

Bakterizid. Sekretolytisch.

Auf die bakterizide Wirkung der ätherischen Öle haben wir hingewiesen. Ebenso wichtig erscheint auch die Reizwirkung auf Nerven und Drüsen und auf das gesamte Vegetativum. Diese Reize können fördernder oder auch hemmender Natur sein, zumal es ja auch unterschiedliche ätherische Öle gibt. Es ist hier nicht der Ort, ein Lehrbuch über ätherische Öle zu schreiben und einzuflechten und es darf auf die einschlägige Literatur und auf eigene frühere Veröffentlichungen zu diesem Thema zum Zwecke der Fortbildung hingewiesen werden.

In dem von mir benützten nasalen Reflex-Öl sind vor allem sekretolytisch, antibakterizid und leicht reizend wirkende ätherische Öle zumeist pflanzlicher Natur in verschiedener Stärke zu einem wirksamen Therapeutikum komponiert worden. Davon sind in der gesamten Medizin heute noch bekannt und benützt, vor allem bei Erkältungskrankheiten, Eukalyptusöl, Terpentinöl, Kampheröl und Thymusöl. Das Öl der Melisse erfreut sich vor allem in der Volksmedizin in spirituösen Extrakten einer besonderen Beliebtheit als Belebungs- und Vorbeugungsmittel in allen Lebenslagen. Der Liquor ammonii war immer ein Bestandteil der gängigen Hustensäfte. Pfefferminzöl fördert, genauso wie Rosmarinöl, in besonders wirksamer Weise die Durchblutung durch Öffnung und Weitstellung der Arteriolen und Haargefäße und wird oft als gutes Heilmittel im Beginn einer Grippe oder bei Koliken aller Art benützt, da es auch eine starke spasmolytische Wirkung entfaltet. Ein Tropfen reines Pfefferminzöl oder eine entspr. Menge von Spirit. menth. pip. jeden Abend in etwas heißes Wasser genommen, soll u. a. auf natürliche Weise die Potenz stärken, ein Hinweis, der oft durch Beobachtung bestätigt gefunden wurde.

Das von uns benutzte Pfefferminzöl ist gereinigtes japanisches Ol. menth. pip., das auch als japanisches Heilpflanzenöl bekannt ist. Sehr wohltuend und den Niesreiz fördernd ist auch das Zitronenöl. Wichtig ist, daß wir sehr gute und gereinigte ätherische Öle von bestimmter, bester Provenienz zur Anwendung bringen, um eine optimale Wirkung zu erzielen und um etwaige Schäden zu vermeiden. Deshalb ist es besser, ein handelsübliches Präparat zu benutzen als selbst Mixturen herzustellen, für deren Qualität man sich nicht gut verantworten kann.

Es ist das Wesen aller ätherischen Öle, daß sie auf verschiedene Weise auf den menschlichen Organismus einwirken können. Man kann sie bei Friktionen in die Haut einreiben und hat dabei besonders gute Erfolge, wenn man dabei die Nervenbahnen und die Richtung der Lymphströme berücksichtigt. Man kann ätherische Öle dem Bade zusetzen und sie so auf und durch die Haut wirken lassen. Gerade ätherische Öle passieren die Haut sehr leicht, im Bade wie auch bei Einreibungen. Genau so leicht vermögen sie auch die Schleimhäute zu durchdringen, und diese Fähigkeit macht man sich nutzbar bei der Inhalation der Dämpfe der ätherischen Öle. Es betrifft dies sowohl die natürlich entweichenden Dämpfe der kalten Öle wie auch besonders die in ihrer Menge und Konzentration künstlich gesteigerten Dämpfe bei der Erwärmung der Öle. Diese Erwärmung kann auf trockene oder auf feuchte Weise geschehen. Dabei ist das Optimum der Wirkung nicht einem Maximum an Dämpfen gleichzusetzen, im Gegenteil, viele ätherische Öle entfalten ihre volle Wirksamkeit besonders bei sehr geringer Konzentration. Auch ist die Wirksamkeit oft sehr verschieden bei verschiedenen Konzentrationen. Homöopathische Verdünnungen der Dämpfe im Sinne der Hochpotenzen, also weit jenseits der LOSCHMIDTschen Zahl (ursprünglich auch AVOGADROsche Zahl genannt $= 6{,}02 \times 10^{23}$), sind oft besonders gut wirksam, wie man es ja z. B. bei der Wirkung ganz geringer Emmisionen ätherischer Öle über recht weite Strecken im Duft von Blüten auf Insekten beobachten kann. Derartige Beobachtungen gibt es mehrere.

Schließlich können ätherische Öle auch per os genommen recht wirksam sein. So bei Spasmen und Koliken, bei Durchblutungsstörungen, bei allen digestiven Störungen, bei nervaler oder glandulärer Schwäche oder bei gewissen Infektionskrankheiten, besonders bei Grippe und Erkältungskrankheiten. Hier beweist sich ihre Wirksamkeit vor allem zu Beginn einer akuten Erkrankung, aber auch bei Asthenien bei fortgesetztem Gebrauch in geringen Dosen. Die erste Wirkung, zu Beginn gewisser Infekte genommen, dürfte einmal eine bakterizide Wirkung sein, zum anderen ist eine terrain-bereinigende Wirkung nicht abzustreiten, indem die Verhältnisse der Durchblutung, des Lymphabflusses und damit die Voraussetzung für eine Mesenchymentschlackung verbessert werden. Auch hier ist die Dosierung wichtig: Akute Krankheiten erfordern stets höhere Dosierungen denn chronische Leiden. Am besten nimmt man alle ätherischen Öle in heißem Wasser ein. Schmecken tun sie im allgemeinen nicht gut, aber die Wirkung ist oft erstaunlich!

Auch mit unserem handelsüblichen Öl zur nasalen Reflex-Therapie kann man außer bei der endonasalen Massage auch äußerlich, innerlich und per inhalationem bei normalen Krankheitszuständen therapieren.

Sehr wohltuend und belebend und zugleich entspannend wirken 30—40 Tropfen des Öls als Zusatz zu einem Vollbad. Zugleich wird die Haut dabei mit einem recht zarten Ölfilm überzogen, der sie geschmeidig macht und ihre natürlichen Funktionen und ihre Abwehrkräfte gegen äußere Schädigungen fördert.

Zu Einreibungen nimmt man nur wenige Tropfen des Öles und massiert sie in die Haut ein. Dies ist sehr wohltuend im Nacken und auf dem Rücken paravertebral bei muskulären Verspannungen dort, auf der Brust und am Halse bei Erkältungen, auf den Fußsohlen bei kalten, schlecht durchbluteten Füßen usw. mehr.

Zur Inhalationstherapie kann man in einem der üblichen Inhalatoren einige Tropfen des Öles auf das zu verdunstende Wasser geben. Das Öl ist gleichwohl wirksam bei Heiß- wie bei Kalt-Inhalationen. Man kann bei Erkältungen auch einfach auf dampfend heißes Wasser einige Tropfen geben und dann, am besten mit einem Tuch über den Kopf, diese Dämpfe einatmen. Im Krankenzimmer oder sonst zur Vermeidung von Infektionen kann man in einer flachen Schale (Untertasse) 20—30 Tropfen des Öles neben das Bett stellen und verdunsten lassen. Neben der bakteriziden Wirkung ist dies wohltuend für die Nerven und fördert auch einen ruhigen erholsamen Schlaf. Auch nächtliche Husten- und Atembeschwerden kann man so gut lindern.

Bei allen Erkältungskrankheiten, vor allem zu Beginn der Erkrankungen, und bei digestiven Unpäßlichkeiten, Völlegefühl, Gallenbeschwerden und dgl. kann man etwa 5 Tropfen des Öles (Kindern gebe man etwa die Hälfte) auf Zucker oder besser in heißes Wasser einnehmen. Es schmeckt nicht gut, aber es hilft prompt die Beschwerden zu lindern und Erkältungen zu kupieren. Vor allem bei Raucherhusten, Reizhusten und Verschleimungen der Atemorgane sollte man diese Ölgabe morgens gleich nach dem Aufstehen und abends vor dem Schlafengehen einnehmen. Eine Grippe kann man so oft noch im Beginn heilen und verhindern.

Es liegt in der Natur der in dem Nasen-Reflex-Öl verwendeten ätherischen Öle, daß sie in der vorliegenden Stärke und Zusammensetzung nicht schaden und auch keinerlei schädliche Nebenwirkungen haben, aber oft rasche Hilfe bei vielen Gesundheitsstörungen bringen können. Ihre intensivste Wirkung aber entfalten diese Öle bei der richtig durchgeführten nasalen Reflex-Therapie. Hier kann das Medikament und die Therapie geradezu Wunder bewirken, „Wunder", die das Ansehen des Arztes und der Heilkunst in der Bevölkerung erhöhen. Die mit dieser natürlichen Behandlungsweise erzielten Heilerfolge sind aber auch geeignet, dem Arzt selbst das Gefühl eines gewissen inneren Wertes zu geben, etwas zu tun, das gut, vernünftig, hilfreich und in Übereinstimmung mit der Natur ist. Jeder Arzt braucht dies Gefühl zur Erhaltung seiner Arbeitskraft und Arbeitslust!

Geschichtlicher Rückblick

Eine nasale Reflex-Therapie, wenn auch in modifizierter Form, hat es vermutlich schon zu allen Zeiten der Menschheitsgeschichte gegeben, da sich die Nase durch ihre Position am Anfang der Atmungsorgane sowohl in anatomischer wie auch in nosologischer Hinsicht dazu geradezu anbot und auch heute noch anbietet. So gibt SIGERIST einen entsprechenden Keilschrifttext aus der Geschichte Mesopotamiens wieder, der eine solche frühzeitige „nasale Reflex-Therapie" beschreibt: „Wenn der Kranke an pfeifendem Husten leidet, wenn sein Windrohr voller Geräusche ist, wenn er hustet, wenn er Hustenanfälle hat, wenn er Schleim hat: Stoße Rosen und Senf zusammen, träufle sie in gereinigtem Öl auf seine Zunge, fülle außerdem ein Rohr damit und blase es in seine Nasenlöcher. Dann soll er mehrmals Bier von der besten Sorte trinken; so wird er gesund werden" (R. LABAT und Jasques TOURNAY: Un texte médical inédit. Rev. assyr. 1945—1946). Dieser Text spricht für sich.

HIPPOKRATES schreibt im 6. Abschnitt seiner Lehrsätze: „Stellet sich bei einem an Schluckauf Leidenden das Niesen ein, so wird ersteres aufgehoben". Auch sagt er, daß Schnupfen und Niesen bei allen Krankheiten an der Lunge schlimm seien, bei den übrigen Krankheiten mit Todesgefahr aber dagegen das Niesen von Nutzen sei (14. Kapitel). Auch sagt er über die Naturheilung, daß die Natur immer das Richtige tut und zählt hierbei u. a. auch das Niesen auf. Auch auf Beziehungen zwischen den Regelblutungen und Nasenbluten hat er u. a. hingewiesen.

Auch ARISTOTELES, MARTIALS, GALEN, PLINIUS u. a. m. haben schon auf die Fernwirkungen hinge-

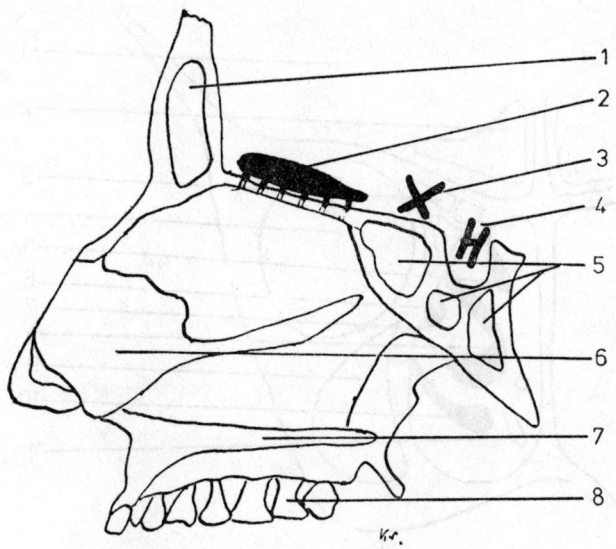

Abb. 1: Das Nasengerüst im medialen Saggitalschnitt

1 = Stirnbein mit Stirnhöhle
2 = Siebbeinplatte mit angedeutetem Bulbus olfactorius und
Filia olfactoria
3 = angedeutet das Chiasma opticum über einer Keilbeinhöhle
4 = angedeutet die Hypophyse im Türkensattel
5 = Keilbeinhöhlen
6 = Knorpelteil der Nasenscheidewand, darüber der
knöcherne Teil
7 = der Gaumen
8 = die oberen Zähne

wiesen, die von der Nase her auslösbar sind. STIEF-
VATER weist u. a. auch hin auf WILLIS und VIEUSSENS,
die sich in der Mitte des 17. Jahrhunderts ausführlich
mit diesen Fragen beschäftigt haben, und auf
BAGLIVI, der im Anfang des 18. Jahrhunderts schon
darauf aufmerksam gemacht hat, daß Tabak und
insbesondere Schnupftabak und Schnupfpulver
durch Reizung der Schleimhaut der Nase eine er-

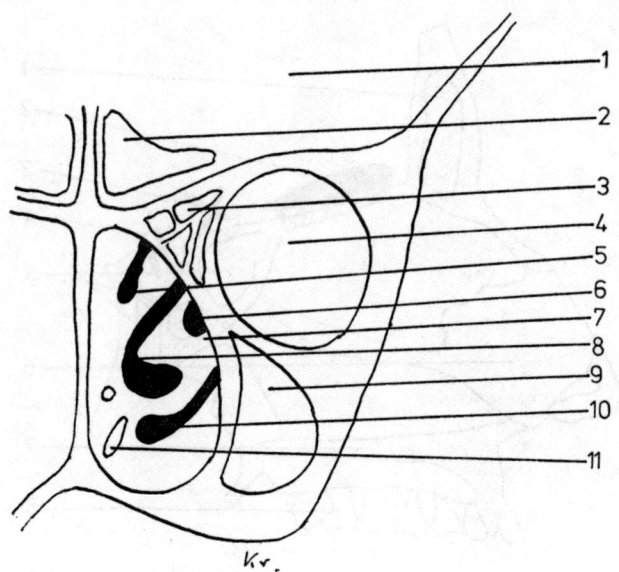

Abb. 2.: Die Muscheln der Nasenhöhle

 1 = Frontalhirn
 2 = Sinus frontalis (Stirnhöhle)
 3 = Sinus ethmoidales (Siebbeinzellen)
 4 = Orbita (Augenhöhle)
 5 = Concha superior (obere Muschel)
 6 = Bulla ethmoidale (Ausgang der vorderen Siebbeinzellen)
 7 = oben Ausgang der Stirnhöhle, darunter findet sich der
     Ausgang der Oberkieferhöhle
 8 = mittlere Muschel
 9 = Sinus maxillaris (Oberkieferhöhle)
10 = Concha inferior (untere Muschel)
11 = JACOBSONsches Organ, darüber die Öffnung der
     EUSTACHISchen Tube.

höhte Darmperistaltik auslösen können, eine
Beobachtung, die ich bestätigt fand.

Gewisse Dämpfe und Gerüche können über eine
Reizung des Trigeminus reflektorisch Fernwirkungen im Rachen, aber auch in den inneren Organen
wie Herz, Lunge und Magen auslösen, fand 1717

110

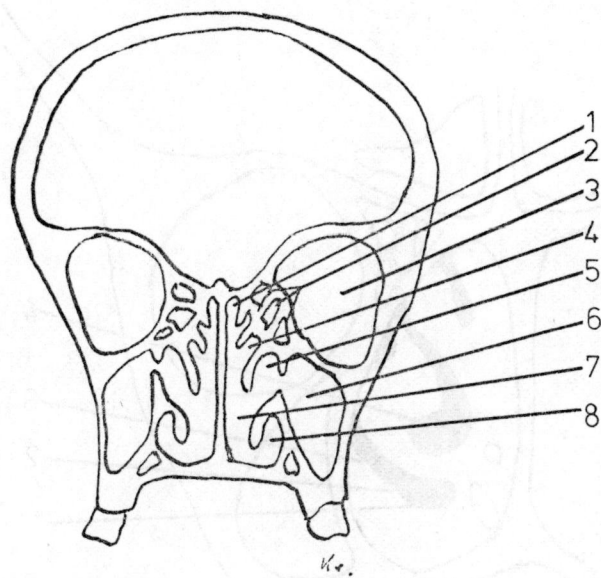

Abb. 3: Frontalschnitt mit Muscheln und Nebenhöhlen

1 = Kuppel der Nasenhöhle
2 = Cellulae ethmoidales
3 = Orbita
4 = Meatus nasi superior, darüber die obere Muschel
5 = Meatus nasi medialis, darüber die mittlere Muschel
6 = Sinus maxillaris
7 = Nasenhöhle, allgemeiner mittlerer Nasengang (Meatus nasi communis)
8 = Meatus nasi inferior, darüber die untere Muschel

GUMPRECHT und VOLTOLINI konnte 1871 bei 2 Kranken mit Bronchialasthma durch Entfernung von Nasenpolypen eine Heilung herbeiführen, eine Erfahrung, die sich aber in der Folge nicht immer bestätigt fand und eine Reihe von Arbeiten über dies Thema auslöste. Auch JÉROME und LECHAT haben nachgewiesen, daß Reize auf die nasalen Endigungen des Trigeminus der Ursprung heftiger Reflexe im

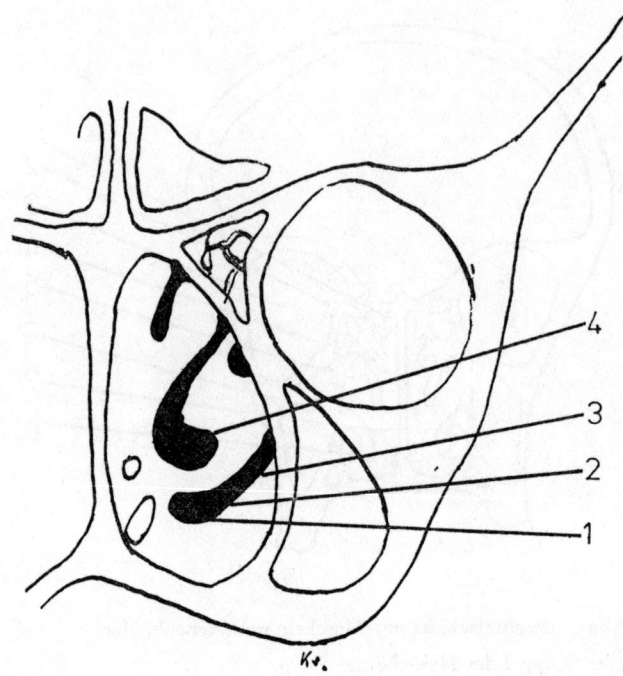

Abb. 4: Reflex-Zentren der Muscheln, mit Verbindung zum

1 = Plexus mesentericus
2 = Plexus coeliacus (Solar plexus, Sonnengeflecht)
3 = Ganglion cervicale superior
4 = Ganglion pulmonale.

Bereich von Herz und Lungen sein können. Sie verwandten bei ihren Untersuchungen Menthol. Bei der Anwendung der nasalen Reflex-Therapie mit der von mir verwandten Mischung gewisser ätherischer Öle habe ich solche „heftigen Reflexe" nie beobachten können. Im Gegenteil, die Reaktionen waren stets gut erträglich und nie unangenehm empfunden worden, ja eher werden sie als angenehm und als „befreiend" bezeichnet.

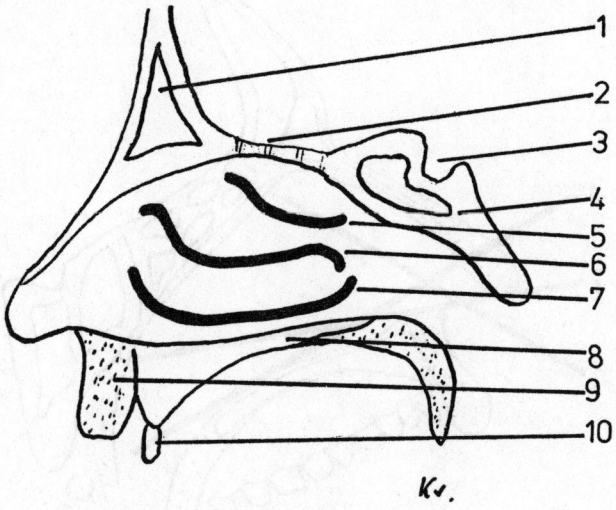

Abb. 5: Ungefähre Lage der Nasen-Muscheln

1 = Stirnbein mit Stirnbeinhöhle
2 = Siebbeinplatte
3 = Türkensattel
4 = Keilbein mit Keilbeinhöhle
5 = obere Muschel
6 = mittlere Muschel
7 = untere Muschel
8 = der Gaumen
9 = Oberlippe
10 = Zahn

Im Jahre 1884 erschien eine Arbeit von HACK über die postoperative Behandlung von Migräne, Asthma, Heufieber und anderer Erkrankungen über die Nase, und ZUCKERKANDL brachte 1882 eine spezielle anatomische Beschreibung der Nasenhöhlen und ihrer Nebenhöhlen. Interesse an nasaler Fern-Therapie war erwacht! BRAUN hielt 1890 in Berlin einen Vortrag über eine Vibrationsmassage der Nasenschleimhaut, über die 1892 LAKER ausführlich berichtete: Nach LAKER zeitigt die Galvanokaustik bedeutend

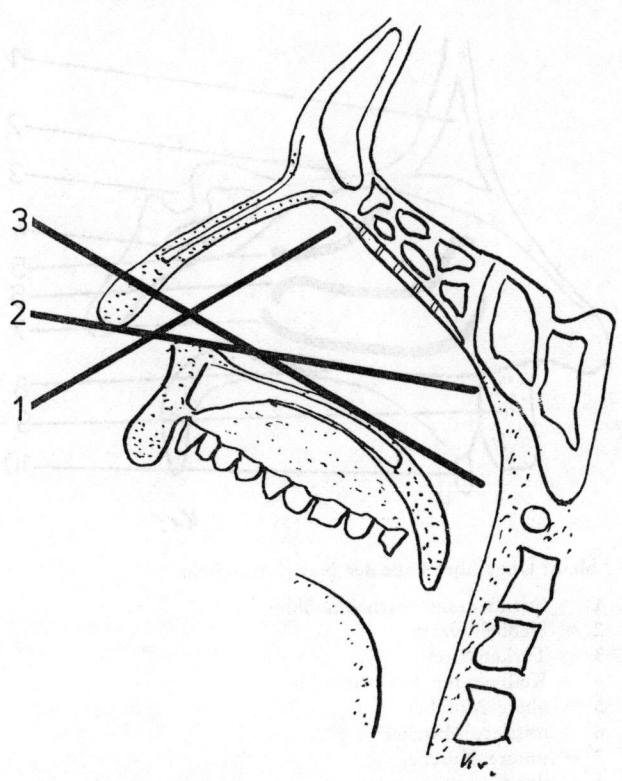

Abb. 6: Lage des Watteträgers bei der endonasalen Massage
In der Abbildung kann nur die ungefähre Lage des Watte-
trägers wiedergegeben werden, da sich diese von Individuum zu
Individuum ändert.

1 = im oberen Nasengang, etwa parallel zum Nasenrücken
2 = im mittleren Nasengang, etwa in Richtung auf die
    Schädelbasis oder auf den ersten Halswirbel zu.
3 = im unteren Nasengang, etwa auf den 7. Halswirbel zu.
    Man kann günstigenfalls durch die Choanen in den
    Rachen hineingelangen.

bessere Heilungserfolge als Pinselungen, Ätzungen
oder Pudereinblasungen in die Nasenhöhlen. Er be-
nützte einen galvanokaustischen Flachbrenner zum

114

Abtragen von Wucherungen, Polypen usw. Auf eine gesunde Nasenschleimhaut soll sogar destilliertes Wasser reizend wirken. Als besonders wertvoll aber hält er die endonasale Schleimhaut-Massage nach BRAUN. Dabei wird eine mit Watte armierte Sonde in das Naseninnere eingeführt. Alsdann werden bei kontrahierter Armmuskulatur regelmäßige Vibrationen des Vorderarmes ausgelöst und von dem Sondenknopf auf die Schleimhaut der Nase übertragen. Die Erlernung dieser Massage ist äußerst schwierig und erfordert eine lange Übung. Dabei darf man sich zur Erzielung der Vibrationen und zur Ausführung der Massage nur von dem Gefühl leiten lassen. „Durch wiederholte Anwendung dieses Verfahrens wird allmählich eine völlige Umstimmung der erkrankten Schleimhaut im Sinne einer ausgiebigen Besserung hervorgerufen." Zur Technik der Vibrationen gab LAKER noch besondere Anweisungen: Bei tetanisch kontrahierter Muskulatur der oberen Extremität wird ein Tetanus erzeugt, der sich auf alle Muskeln nach und nach erstreckt, vom M. pektoralis major und M. latissimus dorsi bis hin zu den Lumbrikal-Muskeln der Finger. Der Vorderarm wird im Ellenbogengelenk proniert und man läßt ein wechselndes Spiel der Antagonisten entstehen, so daß eine Vibration um die Hauptachse des Ellenbogengelenkes entsteht. Etwa 2000 Vibrationen pro Minute sollen so erzeugt werden und gelten als normale Vibration. Die Intensität der Vibrationsstöße lernt man durch Übung willkürlich innerhalb gewisser Grenzen regeln. Eine unregelmäßige Vibration ist für den Patienten unangenehm und schmerzhaft. Man kann die richtige Vibration folgendermaßen kontrollieren: Lehnt man den vibrierenden Arm gegen einen Tisch, so wird das Wasser in einem Wasserglas auf diesem Tisch nur in der Mitte des Glases unruhig! Meist tritt nach 5 Tagen solcher Behandlung eine deutliche Abschwellung der Nasenschleimhaut ein. Wegen der „Vorzüge" dieser Vibrationsmassage schränkt LAKER die Indikationen für die Galvanokaustik ein auf folgende Störungen: gestielte Polypen, hochgradige Wucherungen an den Muschelenden sowie Lösen von Verwachsungssträngen nach vorheriger Massagebehandlung. Diese Vibrations-Massage wird als besonders gut bei multipler Polypenbildung in der Nase angegeben. Zur Durchführung der Massage benutzte LAKER eine 10%ige Kokainlösung, eine 2—8%ige Menthol-Vaseline und bei Atrophien eine 1%ige Jod-Jod-Kali-Glyzerin-Lösung. Er weist aber darauf hin, daß nicht das Mittel, sondern vor allem die Massage den Heilerfolg bringt! Während dieser Massage-Behandlungen traten häufig Blutungen in der Nase auf, die aber nach mehreren Behandlungen aufhörten. Je länger die Behandlungsdauer war, desto besser waren die Erfolge, die BRAUN erzielte.

Diese doch recht umständliche und nicht einfach durchzuführende Vibrations-Massage nach BRAUN wurde nach der Darstellung von LAKER hier etwas ausführlicher wiedergegeben, einmal, weil sie interessant genug erscheint, zum anderen aber, um zu zeigen, mit welcher Umständlichkeit und auf welchen Umwegen doch so oft in der Heilkunst therapeutisch vorgegangen wird. Wie einfach in der Durchführung und wie ungefährlich in der Weise ist da doch die in dieser Arbeit vorgestellte endonasale Reflex-Therapie mit ätherischen Ölen!

Inzwischen hatte auf diesem Spezialgebiet der Medizin Wilhelm FLIESS von sich reden gemacht. Schon in den 90er Jahren des vorigen Jahrhunderts wies er darauf hin, daß es in der Schleimhaut der Nase, besonders an bestimmten Stellen der Nasenmuscheln, Partien gäbe, die mit inneren Organen, insbesondere mit dem Magen und den Sexual- und Fortpflanzungsorganen beim Weibe, in reflektorischer Beziehung ständen. Seine erste Arbeit zu diesem Thema erschien 1893, die zweite im Jahre 1895 und bereits im Jahre 1897 erschien sein bekannt gewordenes Buch, das bis zum Jahre 1926 3 Auflagen erlebte, deren letzte aber unter anderem Titel und mit vermehrtem Inhalt sich vorstellte.

FLIESS hat die internationale Diskussion zu den Themen „nasale Fernwirkungen" und „nasale Reflex-Therapie" enorm belebt und eine Folge von sich zum Teil widerstreitenden Arbeiten hierzu ausgelöst. KUTTNER und sein Kreis griffen ihn und seine Lehrmeinung beständig an, in seinem Buch hat KUTTNER übrigens 718 Arbeiten über normale Nasenreflexe und über nasale Reflexzonen zitiert, eine wahrhafte Fundgrube für manchen ernsthaft Interessierten!

Angeregt durch die enthusiastischen Berichte und endonasalen Topographien des Spaniers ASUERO (1929) und seiner Schüler BONNIER und LAYNA SERRANO stellte 1931 LEPRINCE nach kritischer Überprüfung seine in dieser Arbeit schon zuvor an anderer Stelle eingehend besprochene Einteilung der Nasenschleimhaut in 4 Reflex-Zonen auf und schuf damit eine bessere und eine brauchbare Arbeitsgrundlage, auf der auch wir fußen.

Über nervöse Störungen, die von der Nase ihren Ausgang nehmen, hatten schon 1889 RETHI und 1915 BLAU berichtet. Dabei wies RETHI besonders auf Neurosen hin, die durch eine Behandlung der Nasen-Zonen entstanden waren.

Eine Neubelebung endonasaler Therapie erfuhr dann dieser Wissenszweig durch FROESE auf den BUCHINGER sen. schon hingewiesen hat. FROESE hatte erstmals 1913, dann aber ausführlicher 1927 und 1929 in mehr populärer Form auf Fernbeziehungen zwischen der Nasenschleimhaut und anderen Körperorganen und deren Erkrankungen hingewiesen. Er sieht u. a. die Nasenatmung als einen Reizerzeuger, ein m. E. sehr interessanter Hinweis! Bei den Augenerkrankungen zählt er in seinem oft sehr ausführlichen Indikationskatalog u. a. auf: Hornhauttrübungen, Phlyktänen, Augenmuskelerkrankungen, vor allem Augenmuskellähmungen, Tränensackeiterungen und Herabsetzung des Sehvermögens. Bei der Besprechung der Herzbeschwerden und der nervösen Herzstörungen weist er darauf hin, daß es die Verstopfung der Nase nicht allein sei, die auf das Herz einwirkt. Bei den Magen-Darm-Erkrankungen führt er auch Magengeschwüre an, an Stoffwechselstörungen zitiert er Basedow, Gicht und Fettsucht, wobei er vor allem bei der letzteren Indikation sich die Wirkung durch Einfluß auf die Hypophyse erklärt, indem er Verstopfung und Druck in der Nase beseitigt. An weiteren interessanten Indikationen erwähnt er noch Neuralgien, Myalgien und Hautkrankheiten wie Herpes (!) und juckende Ekzeme. Weiter gibt er interessante entwicklungsgeschichtliche Hinweise. Die heute so sehr verbreitete Karies sieht er in Zusammenhang mit der Nasenenge. Interessant ist auch sein Hinweis auf die Folgen des Rauchens und auf die vor allem linksseitige rhinogene Otitis. Übrigens haben nach FROESE, der sich auf die Erfahrungen der Gießener Universitäts-Frauenklinik beruft, Tabakarbeiterinnen zu etwa 30 % Dysmenorrhoe und hohe Abortziffern (1929!). Er sieht beide Störungen in Zusammenhang mit einer Einwirkung des Tabaks auf die entsprechenden endonasalen Reflex-Zonen. In diesem Zusammenhang darf ich auf eigene, bislang unveröffentlichte

118

Erfahrungen mit der Tabak-Allergie hinweisen. Solche Allergien können ja ohne weiteres außer dermatologischen auch andere Störungen verursachen. Bei der heute so sehr verbreiteten Unsitte des Rauchens sollte hierauf doch mehr Augenmerk gerichtet werden und würden sich eingehendere Untersuchungen bestimmt lohnen. Schließlich weist FROESE noch darauf hin, daß die Anfälligkeit bei dem von DE RUDDER so genanntem „Stenosewetter", bei Globus hystericus, Heiserheit und Aphonie sich auf eine nasale Reflex-Therapie (durch Anästhesierung wie auch durch Verbesserung der Durchblutung) hin bessern kann. FROESE zieht zur Erklärung der Wirkung der endonasalen Reflex-Therapie auch die Möglichkeit einer reflektorischen nervalen Wirkung über die Medulla oblongata heran, ebenso wie eine Reizwirkung über den Nasentrigeminus und über das vegetative Nervensystem. FROESE nimmt auch eine bioelektrische Wirkung „rhinogener Reizströme" mit einem „axonalen Kationentransport" im Nerven zur Peripherie, zum Erfolgsorgan hin zur Erklärung der Phänomene an. Er sagt wörtlich: „daß also die Reizung der nasalen vegetativen Rezeptoren nicht nur zur Übertragung des Reizes an sich, sondern auch der biochemischen Qualität des Reizes auf vegetative Zentren und Erfolgsorgane Anlaß gibt". BUCHINGER sen. sah hier einen Ansatz zu einer endonasalen organotropen homöopathischen Therapie und weist im übrigen auf „Heilwirkungen der ERT (= Endonasale Reflex-Therapie) auf Karzinom- und Sarkom-Fälle, ferner auf Chorea, Zahnerkrankungen aller Art, tabische Krisen, Basedow, Angina pectoris und Psychosen" hin.

Nach dem Zweiten Weltkrieg wurde dann unter besonderer Anregung und Förderung durch den um die Naturheilweisen besonders verdienten Verleger

Karl F. HAUG noch zweimal versucht, das Interesse an der nasalen Reflex-Therapie zu wecken. So erschien im Jahre 1958 (1. Auflage bereits im Jahre 1929) das bekannte Buch von KOBLANCK mit einer Fülle von therapeutischen Hinweisen. Doch war die von FLIESS und allen seinen geistigen Nachfolgern geübte Behandlungsmethode wohl nicht geeignet, Allgemeingut im therapeutischen Rüstzeug der Ärzte zu werden. Elektrolyse und Galvanokaustik nach vorheriger Anästhesierung genau am vorher festgelegten Reflexpunkt, ja schon die Verätzung dieser Stellen gezielt mit Tri-Chloressigsäure usw. blieben doch mehr und minder den Fachärzten überlassen. Doch wer von den in Relation zur übrigen Ärzteschaft wenigen Rhinologen interessierte sich schon für eine Behandlung von Krankheiten, wenn auch schon über die Nase, die ihr Fachgebiet nicht im geringsten betrafen? Hier zeigt sich eine Schwäche der Spezialisierung!

Einige Versuche zur endonasalen Reflex-Therapie mit ungezielten Pinselungen und Touchierungen der Nasenschleimhaut, zwar angeregt durch die Veröffentlichungen von FLIESS, aber doch ohne eigene erarbeitete nosologisch-funktionell-anatomische Kenntnisse und Erkenntnisse fanden wohl aus diesem Grunde keine große Anhängerschaft unter der doch immer und stets vorwiegend kritisch-wissenschaftlich eingestellten Ärzteschaft. Hier sei besonders auf die von A. BACKHAUS vorgestellte Behandlung mit der Luffa purgans als eine interessante und eigenständige Therapie hingewiesen.

So konnte der 1961 in Ulm wieder von Karl F. HAUG geförderte Versuch einer Neubelebung der nasalen Reflex-Therapie diesmal mit ätherischen Ölen durch eine allgemeine endonasale Massage mit diesen Ölen durch BAYER, KRACK, KRACMAR und

STIEFVATER nur geringe Beachtung und wenig Nachahmer finden. Es fehlte eben auch für diese Modifikation der nasalen Reflex-Therapie eine ausreichend wissenschaftlich untermauerte Basis. Auf festem wissenschaftlichem Grund zu stehen, ist immer von eh und je für jeden Therapeuten ein Anliegen gewesen. Wenn auch dem volkstümlichen Satz „wer heilt und was heilt, hat recht!" eine gewisse Berechtigung nicht abzusprechen ist, so möchte man doch stets wissen, wie es sich mit dem „Warum?", mit dem „Wieso?" verhält. Von der primär wichtigen und wertvollen Empirie möchte man doch gerne zur wissenschaftlichen Begründung gelangen! Diese den daran interessierten Ärzten zu geben, ist ein Anliegen dieser Arbeit. Ein weiteres Anliegen ist es, diese so wertvolle und einfache natürliche Therapie allen Ärzten zu empfehlen. Ich sage ausdrücklich: allen Ärzten, denn jeder Arzt, auch jeder Facharzt wird für sein besonderes Interessengebiet Hinweise, Anregungen und Einsatzmöglichkeiten finden. Die hier vorgestellte endonasale Reflex-Therapie mit ätherischen Ölen wird als ein Beitrag zur Allgemein-Medizin und zur Ganzheitsbehandlung verstanden. Die Methode ist erprobt. Die wesentlichen Unterschiede zu früheren Formen der nasalen Reflex-Therapie sind vor allem in einer Erweiterung des Kataloges von Krankheitserscheinungen zu sehen (nicht Krankheiten, sondern der kranke Mensch wird behandelt), zum anderen aber auch in einer Einbeziehung des ganzen Höhlensystems der Nase zugleich mit dem des bronchopulmonalen Raumes und deren anatomischen Nachbarschaften in das nosologische und therapeutische Denken und Tun. Zu den schon altbekannten reflektorischen Wirkungen treten noch die direkten Einwirkungen der ätherischen Öle unter der Behandlung. Die Therapie wurde komplexer, die nosologischen und die anatomischen Kenntnisse wurden erweitert.

Die hier vorgestellte Behandlung ist einfach, sicher und ungefährlich von jedem Arzt mit nur wenigen Hilfsmitteln durchzuführen und vermag oft, auch in verzweifelten und chronischen Krankheitszuständen, entscheidende Hilfe und Heilung zu bringen.

Die Hilfsmittel zur Therapie

1. Ich benutze in meiner Praxis den Watteträger der Firma Kirchner und Wilhelm in Stuttgart Nr. KaWe 36052.

2. Ich benutze und empfehle das Nasen-Reflex-Öl der Firma H. Rödler, Biologische Arznei, 6521 Flörsheim-Dalsheim.

3. Zur Nachbehandlung empfehle ich die Nasen-Reflex-Salbe der Firma H. Rödler, Biologische Arznei, 6521 Flörsheim-Dalsheim. Diese Salbe kann auch gut bei akuten Nasenkatarrhen als Schnupfensalbe benutzt werden.

4. Als Watte nehme ich immer die gewöhnliche weiße Verbandswatte nach BRUNS

5. Das erwähnte Wundheilöl ist das „Oleum cutaneum" der Firma H. Rödler, Biologische Arznei, 6521 Flörsheim-Dalsheim.

Literatur

Backhaus A.: Heilen ohne Pillen und Spritzen. Freiburg/Br., 1962.

Balters: Persönliche Mitteilungen und Gespräche auf Tagungen und Kongressen 1950–1963.

Balters, Prof. Dr. Dr. Wilhelm: Festschrift. Eine Einführung in die Bionatorheilmethode. Über den Herausgeber: Dr. Chr. Herrmann, 6900 Heidelberg 1, Ärztehaus HD-West. — Darin sind viele Beiträge von Balters zu unserem Thema zitiert.

Bayer, A.: Die Nase als Reflex-Organ. Erfahrungsheilkunde, 1962.

Berndorfer, A.: Die Ästhetik der Nase. Wien, 1949.

Beverly-Robinson: Praktische Abhandlung über Nasenkatarrh. 1882 (zit. Runge).

Bielenberg, Prof.: Graz-Austria, persönliche Mitteilung.

Blau: Die nasalen Reflex-Neurosen. 1915.

Braun, M.: Behandlung der progressiven Schwerhörigkeit durch manuelle Dauervibrationen. Wien, 1928.

–, –: Massage, beziehungsweise Vibrationen der Schleimhaut der Nase, des Nasen-Rachen-Raumes und des Rachens. Triest, 1890. (Vortrag auf der laryng. Sektion des IX. internat. med. Kongresses in Berlin 1890.)

Buchinger, O.: Die Rödermethode. 4. Aufl. Hannover, 1947.

–, –: Das Naseninnere als therapeutischer Ort. Biolog. Heilkunst, 1933.

Bürgi, E.: Die Durchlässigkeit der Haut für Arzneien und Gifte. Berlin, 1942.

Busch, Wilhelm: Die Prise.

Carus: Symbolik der menschlichen Gestalt (zit. Runge).

Claiborne, Robert: Entscheidungsfaktor Klima. Wien-München-Zürich, Molden-Verlag, 1970.

Clemens, H. J.: Die Venensysteme der menschlichen Wirbelsäule. Berlin, 1961.

Coon, Carlton S.: The living races of man. New York-USA, Knopf, 1963.

Corning: Lehrbuch der topographischen Anatomie. 6. Aufl. Wiesbaden, 1915.

Eder et al.: Die herdwirksame Sinusitis. Physik. Medizin und Rehab., Heft 2, 1974.

Feyrter: Über die peripheren endokrinen (parakrinen) Drüsen des Menschen. Wien-Düsseldorf, 1953.

Fischer, Julius: Die Arbeit der Muskeln. Berlin-Leipzig, 1919.

Fliess, W.: Über den (ursächlichen) Zusammenhang von Nase und Geschlechtsorgan. Sammlung zwangloser Abhandlg. aus dem Gebiet der Nasen-, Ohren- und Halskrankheiten. 1901, 1909.

124

–, –: Nasale Fernleiden. 3. Aufl. Leipzig und Wien, 1926.

–, –: Neue Beiträge zur Klinik und Therapie der nasalen Reflex-Neurose. Wien, 1893.

–, –: Dysmenorrhoe und Magenschmerz in neuerem Zusammenhang. Wiener klin. Rundschau, 1895.

–, –: Die Beziehungen zwischen Nase und weiblichen Geschlechtsorganen. Leipzig und Wien, 1897.

–, –: Das Jahr im Lebendigen. Jena, 1918.

–, –: Vom Leben und vom Tod. Jena, 1919.

–, –: Der Ablauf des Lebens. Leipzig und Wien, 1906.

FROESE: Deutsche med. Wschr. 1913, Nr. 20 (zit. BUCHINGER).

–, –: Die Nase als Krankheitsursache. Hannover, 1927.

–, –: Der Nasentrigeminus und das vegetative Nervensystem. Hannover, 1927.

–, –: Zentrale Bahnen der rhinogenen Aktionsströme. Hannover, 1929.

GOETHE: Westöstliche Divan: Moganni Nameh, Talismane, Vers 4.

GREIFF: Der prakt. Tierarzt 56, 10, 587—593 (1975).

HANSEN, K.: Über Headsche Zonen und andere reflektorische Krankheitszeichen. Der Nervenarzt 6. 1933.

HEAD, H.: Die Sensibilitätsstörungen der Haut bei Visceralerkrankungen. Berlin, 1898.

HERLAND, L.: Gesicht und Charakter. Rascher Verlag, Zürich.

JAKOBI-PFAU: Dtsch. Gesundheitswesen 9, 1954, S. 352 ff.

JARETZKY, R.: Lehrbuch der Pharmakognosie. Braunschweig, 1949.

JEROME und LECHAT: Therapeutische Studie über mentholhaltige Präparate. Therapie, 8, 1953, S. 720 ff.

JERUSALEM und FALKNER: Über Wehen und Wehenschmerz und deren Beziehungen zur Nase. Wiener klin. Wschr., 1906.

KAPFERER, R.: Hippokrates-Fibel. Stuttgart, 1943.

KOBLANCK, A.: Die Nase als Reflexorgan des autonomen Nervensystems. 2. Aufl. Ulm, 1958.

KRACK, N.: Die Mandeln. Ztschr. f. Naturheilkunde, 1968.

–, –: Über ätherische Öle. Ztschr. f. Naturheilkunde 1974.

–, –: Überraschende Heilerfolge mit Ölen und Salben. Ztschr. f. Naturheilkunde, 1974.

–, –: Gezielte Balneotherapie. HP-Journal, 1974.

–, –: Tagesrhythmus und Bädertherapie. 2. Binger Balneol. Gespräche, 1964.

–, –: Statik und Bädertherapie. Erfahrungsheilkunde, 1959.

–, –: Über eine neuartige Wirbelsäulentherapie in der Praxis. Erfahrungsheilkunde, 1962.

–, –: Über die Nase. Erfahrungsheilkunde, 1962.

KRACMAR, F.: Über den objektiven Wirkungsnachweis der nasalen Reflex-Therapie. Erfahrungsheilkunde, 1962.

125

KRETSCHMER, W.: Ztschr. f. Psychotherapie *4*, 1953, S. 159.

KROPEJ: Ehk. 1975/12, 352—354.

KRUMM-HELLER, A.: Osmologische Heilkunde. Die Magie der Duftstoffe. Berlin, 1955.

KUHNKE: Luffa operculata, Allg. Homöop. Ztg. *213*, 7 (1968).

LAVATER: Physiognomische Fragmente, Bd. II. Nasenreflexe. Berlin, 1904.

LAKER, C.: Vortrag v. 6. 4. 1891 vor dem Verein der Ärzte in der Steiermark. Autoreferat: Österreich. ärztl. Vereinszeitung, Wien, 1. 5. 1891.

–, –: Die Heilerfolge der inneren Schleimhautmassage bei den chronischen Erkrankungen der Nase, des Rachens, des Ohres und des Kehlkopfes. Graz, 1892.

LANDRY, M.: Les déficiennes sexuelles masculine et la frigidité. Librairie Maloine. Paris, 1962.

LAVATER: Physiognomische Fragmente, Bd. II.

LEPRINCE, A.: La réflexothérapie scientifique endonasale et la méthode d'Asuero. Paris, 1931.

LUMIERE, A.: Zeitgemäße Humoralmedizin. 3. Aufl., Berlin-Saulgau, 1950.

MACKENZIE, J. N.: Irritation of the sexual apparatus as an etiological factor in the production of nasal diseases. The Americ. Jornal of the Med. Science, 1884, 4.

–, –: Krankheitszeichen und ihre Auslegung. 3. Aufl. Würzburg, 1917.

MAERTH, O. K.: Der Anfang war das Ende. Econ-Verlag, Düsseldorf-Wien, 1971.

MÜLLER, A.: Die physiologischen und pharmakologischen Wirkungen der ätherischen Öle, Riechstoffe und verwandten Produkte. 2 Bände. Heidelberg, 1941 und 1950.

NEUGEBAUER, G.: Unterschiedliche Auswirkungen bei Nasen- und Mundatmung. Ärztl. Praxis, Nr. XVI/12 vom 21. 3. 1964.

OSTERWALD, Georg: Harmonie von Nasenatmung und Kreislauf. Medizin heute *2*, 52—55 (1962).

PELZ: Zur Behandlung der trockenen Rhinitis. Zschr. f. Allgemeinmed. *50*, 27, 1190—1192 (1974).

RAESIDE: Zschr. f. klass. Homöopathie *IX*, 2, 49—59 (1965).

RAUBER-KOPSCH: Lehrbuch und Atlas der Anatomie des Menschen. 14. Aufl. Leipzig, 1932.

REICHERT, Fr.: Herz-, Blutdruck- und Stoffwechselstörung nach Kiefer- und Nasenverengerung. München, 1930.

RUNGE, W.: Die Nase in ihren Beziehungen zum übrigen Körper. Diss. Jena, 1885.

RETHI, L.: Neurosen, entstanden durch Behandlung des Naseninneren. Intern. klin. Rundschau, 1889.

RIEMANN, H.: In memoriam Dr. Wilhelm Fliess. Erfahrungsheilkunde, 1959.

SCHEIDT, W.: Das vegetative System. Hamburg, 1947.

SCHIMMEL: Acta Biologica (Pascoe), *XIV*, 2, 41—42 (1975).

SCHLEGEL, M.: Meerwasser als Heilmittel. Stuttgart-Leipzig, 1938.

SCHOENGRUEN, G.: Traitement de l'asthme, du rhume des foins et de la migraine par la réflexothérapie. Paris, 1933.

SIEGMUND, A.: Über Magenstörungen bei Masturbanden. München, Med. Wschr., 1908.

SIGERIST, H. E.: Der Arzt in der mesopotamischen Kultur. Europa-Verlag Zürich 1963 (Ausgabe Robugen-Esslingen, S. 97).

SOMMER-RÜCKERT: Untersuchungen zur Beeinflussung des Nasenwiderstandes und zur Kreislaufwirksamkeit von Rhinospray. Therapiewoche *42*, 1974, S. 4838–4844.

STICHLER: Der nasale Streß. Therapie der Gegenwart, 1966, 140.

STIEFVATER, E.: Therapie über die Nasenschleimhaut. Medizin heute, 1954, 559–562.

–, –: Nasale Reflexe und ihre therapeutische Nutzung. Erfahrungsheilkunde, 1962.

THEISSING, G.: Entzündungen und Tumoren der Schädelknochen. Dt. Ärzteblatt 1974, 3011–3018.

TREICHLER, R.: Über den Katarrh der oberen Luftwege. Korrespondenzblätter für Ärzte (WELEDA), 1960 (dort weitere Hinweise auf anthroposoph. Lit. zu unserem Thema).

UNGLEHRT, H.: Arzneiliche Massage. Berlin-Saulgau, 1949.

VOGL, W.: Die Mandeln, 5. Aufl. Berlin-Saulgau, 1949.

VOLTOLINI: Etwas über die Nase. Monatsschr. f. Ohrenheilkunde 1883.

WÜRTHLE: Physiatrie 1933/3. Referat: Biolog. Heilkunst *14*, 1933.

ZIEHM: Über Asymmetrie des Schädels bei Nasenkrankheiten (zit. RUNGE). Monatsschr. f. Ohrenheilkunde, 1882.

ZUCKERKANDL: Normale und pathologische Anatomie der Nasenhöhle (zit. RUNGE). 1882.

(Anschrift des Verfassers: Dr. med. Niels Krack,
3413 Moringen, Rathausplatz 1)